Excelência técnica dos programas de ginástica laboral

INSTITUTO PHORTE EDUCAÇÃO
PHORTE EDITORA

Diretor-Presidente
Fabio Mazzonetto

Diretora Financeira
Vânia M. V. Mazzonetto

Editor-Executivo
Fabio Mazzonetto

Diretora Administrativa
Elizabeth Toscanelli

CONSELHO EDITORIAL

Educação Física
Francisco Navarro
José Irineu Gorla
Paulo Roberto de Oliveira
Reury Frank Bacurau
Roberto Simão
Sandra Matsudo

Educação
Marcos Neira
Neli Garcia

Fisioterapia
Paulo Valle

Nutrição
Vanessa Coutinho

Excelência técnica dos programas de ginástica laboral
Uma abordagem didático-pedagógica

Cynara Cristina Domingues Alves Pereira

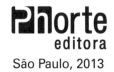

São Paulo, 2013

Excelência técnica dos programas de ginástica laboral: uma abordagem
didático-pedagógica
Copyright © 2013 by Phorte Editora

Rua Treze de Maio, 596
Bela Vista – São Paulo – SP
CEP: 01327-000
Tel./fax: (11) 3141-1033
Site: www.phorte.com.br
E-mail: phorte@phorte.com.br

Nenhuma parte deste livro pode ser reproduzida ou transmitida de
qualquer forma, sem autorização prévia por escrito da Phorte Editora Ltda.

CIP-BRASIL. CATALOGAÇÃO NA PUBLICAÇÃO
SINDICATO NACIONAL DOS EDITORES DE LIVROS, RJ

P49e

Pereira, Cynara Cristina Domingues Alves
Excelência técnica dos programas de ginástica laboral : uma abordagem
didático-pedagógica / Cynara Cristina Domingues Alves Pereira. - 1. ed. - São
Paulo : Phorte, 2013.
168 p. : il. ; 21cm.

Inclui bibliografia
ISBN 978-85-7655-401-1

1. Exercícios físicos - Aspectos de saúde. 2. Trabalhadores - Treinamento
físico. 3. Doenças profissionais - Prevenção. 4. Qualidade de vida no trabalho.
I. Título.
13-00419   CDD: 613.71088
                  CDU: 613.65

ph1382

Este livro foi avaliado e aprovado pelo Conselho Editorial da Phorte Editora.
(www.phorte.com.br/conselho_editorial.php)

Impresso no Brasil
Printed in Brazil

Este livro é dedicado, com todo o carinho, aos grandes presentes da minha vida: *Wilson Achilles*, o maior de todos, escolhido e separado por Deus para ser o meu amor, figurado na plenitude desta palavra; *Ygor, Gabriela e Pedro Achilles,* presentes que se renovam a cada dia, trazendo surpresa e alegria à nossa família.

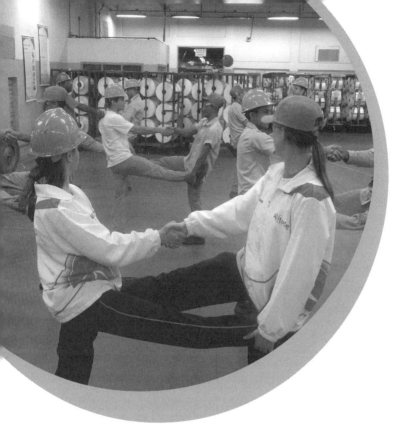

Agradecimentos

A Deus, Pai misericordioso, pela vida concedida e direção nesta jornada aventureira.

Aos competentes professores Abdalla Achour Junior e Alexandre Evangelista, pelo incentivo importante para a conclusão deste livro.

Aos prezados professores Roberto Vilarta e Gustavo Gutierrez, por prefaciarem este livro e por serem primordiais em meu crescimento acadêmico.

Aos grandes professores e preciosos amigos José Correia França, pela colaboração na Introdução; Ricardo Victorino e César Vecina, pela sugestão de planejamentos e dicas no Capítulo 1; Marcos Maciel e Rafael Pombo Menezes, pela contribuição no Capítulo 3.

Às queridas profissionais e parceiras Ariana Aline Silva e Maria Aparecida Machado, da empresa Atitude Assessoria Esportiva Empresarial, pela colaboração no Capítulo 1, com a sugestão de conteúdos, ênfases e materiais do planejamento de promoção para a saúde, empréstimo dos uniformes para as fotografias e, em especial, pela crença neste livro e confiança dispensadas a mim.

À profissional exemplar Ana Rodrigues, pelas valiosas reflexões e belíssima amizade.

A Luiz Antônio Perdigão, por me mostrar a excelência profissional por meio de suas ações e a importância da atenção dedicada às pessoas.

À minha importante célula familiar primária, Paulo César, Maria Inez, Rosana Inez e Rodrigo César, pela educação e formação ética e moral.

À minha sogra, Maria Eunice, por ajudar com as crianças em cada fase de elaboração deste livro.

Aos fotógrafos Peterson Paes e Andressa Moura, pela disponibilidade na execução das fotos que ilustram este livro e pelo belo trabalho.

Ao profissional, amigo e irmão Leonardo Marins (Carioca), pela atenção na escolha e no tratamento das fotos.

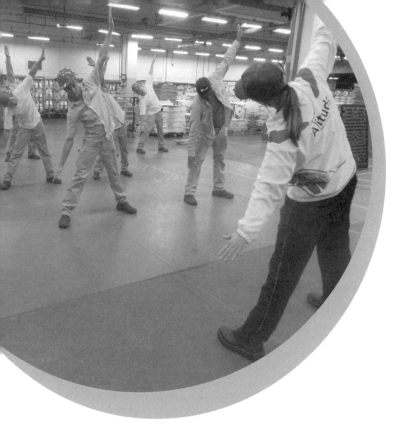

Prefácio

No mundo do trabalho, os riscos não são pequenos, em especial para a saúde do trabalhador. O mercado concorrencial, a necessidade de se adaptar às inovações tecnológicas e às mudanças do ambiente, assim como a própria competição entre os membros de cada organização, levam a situações de estresse, assédio moral, resiliência e desmotivação, ou até mesmo depressão. Ninguém está totalmente imune a essa pressão e, por mais que se construa um local de trabalho saudável e agradável, tais situações estarão sempre presentes, em alguma medida, pois fazem parte da natureza do ser humano.

Este livro, *Excelência Técnica dos Programas de Ginástica Laboral: uma abordagem didático-pedagógica*, escrito pela professora Cynara Cristina Domingues Alves Pereira, certamente não conseguirá resolver todas essas condições de risco que afetam a saúde do trabalhador, mas seu conteúdo e sua forma de apresentação facilitarão ao leitor a estruturação de estratégias bem adequadas para a promoção da saúde baseada nas práticas da ginástica laboral.

A professora Cynara sabe o que acontece nesse mundo do trabalho, não apenas por sua vasta experiência no desenvolvimento e na aplicação de programas de ginástica laboral, mas também por ter pesquisado o tema em sua dissertação de mestrado e tese de doutorado, ministrar aulas em cursos universitários da área da saúde e compartilhar sua experiência em congressos e simpósios por todo o País.

A inovação de conteúdo apresentada pelo livro não se restringe aos aspectos estruturais já bem conhecidos da ginástica laboral, como alongamentos, resistência muscular localizada, relaxamento e jogos lúdicos, mas acrescenta abordagens diferenciadas, estratégias de ensino-aprendizagem e avaliação de programas. Destaca-se, aqui, a abordagem do planejamento do programa de ginástica laboral centrada em tópicos de avaliação do ambiente de trabalho e dos trabalhadores, da avaliação diagnóstica e da avaliação do trabalhador por meio da anamnese laboral.

De volta ao início deste prefácio, os problemas e riscos nesse mundo do trabalho não são poucos, mas nos cabe lançar mão de abordagens calcadas na experiência e no método científico para tentar resolvê-los.

A expectativa neste campo é positiva, e a promoção da saúde pela educação para a saúde e prevenção de doenças é possível, mesmo porque não há grandes soluções a não ser prevenir ou minimizar as principais sintomatologias dos DORTs, combater o estresse ocupacional, melhorar a motivação, combater a má postura, promover a socialização e a integração dos grupos de trabalho, despertar para a prática de hábitos saudáveis, promover mudanças de hábitos, principalmente em relação ao sedentarismo e à alimentação saudável. Aliás, estes são os objetivos da ginástica laboral e dos conteúdos extensamente desenvolvidos neste livro, sustentados pela experiência na área da professora Cynara.

Roberto Vilarta
Professor titular em Qualidade de Vida, Saúde Coletiva
e Atividade Física.
Faculdade de Educação Física, Unicamp.

Gustavo Luis Gutierrez
Professor titular em Inter-relações do Lazer na Sociedade.
Faculdade de Educação Física, Unicamp.

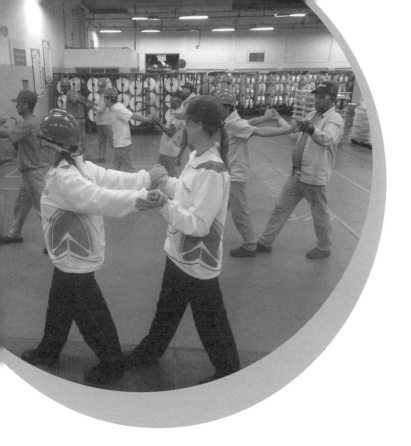

SUMÁRIO

Introdução 15

1   O planejamento do programa de ginástica laboral 19

    1.1 Análise do ambiente de trabalho e dos trabalhadores . 23

    1.1.1 Avaliação diagnóstica: *Site Survey Laboral* 23

    1.1.2 Avaliação do trabalhador: Anamnese laboral 24

1.2 Tipos e características do planejamento didático--pedagógico dos programas de ginástica laboral.... 25

1.2.1 Planejamento anual ou semestral: macrociclo (1 ano ou 6 meses) 25

1.2.2 Planejamento mensal: mesociclo (1 mês)........ 36

1.2.3 Plano de aula (1 dia): microciclo (1 semana)...... 56

2 Objetivos do programa de ginástica laboral . . 61

3 Conteúdos do programa de ginástica laboral . . . 71

3.1 Descrição dos conteúdos do PGL 73

3.1.1 Ginástica.................................... 73

3.1.2 Jogos 95

4 Estratégia de ensino-aprendizagem do programa de ginástica laboral 111

5 Avaliação do programa de ginástica laboral . 123

Referências................................ 141

Anexo – Projeto de prestação de serviços em ginástica laboral................. 151

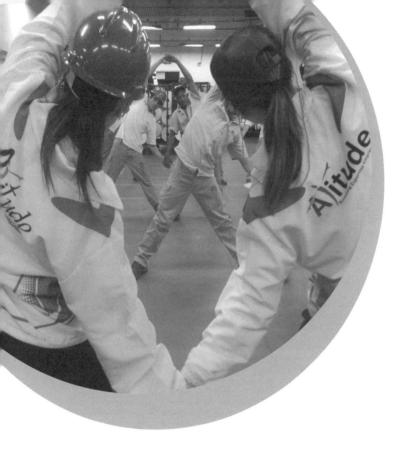

Introdução

No ambiente de trabalho, há fatores de risco psicossociais, organizacionais e biomecânicos, como estresse, desmotivação, absenteísmo, presenteísmo, falta de inter-relacionamento pessoal, pressão da hierarquia em produzir, má postura, alta repetitividade de movimentos, sobrecarga muscular e sedentarismo, entre outros, que geram doenças, agravam a saúde do trabalhador e justificam a implantação de programas de atividade física aplicadas no local de trabalho, por exemplo, o

16 Excelência técnica dos programas de ginástica laboral

programa de ginástica laboral (PGL) (Conn et al., 2009; Chau et al.,2010; Pereira, 2013a).

Atualmente, é real o fato de que, a cada dia, as empresas buscam novas estratégias para promover saúde no ambiente de trabalho, manter a saúde dos trabalhadores que estão saudáveis, prevenir doenças de trabalhadores que estão expostos a fatores de risco e tratar enfermidades de trabalhadores que estão diagnosticados. Assim, o macro-objetivo da ginástica laboral (GL), "Promoção da saúde do trabalhador", torna-a uma alternativa importante no ambiente de trabalho para contribuir com os aspectos de saúde do trabalhador quando doenças ainda não estão instaladas (Eachan et al., 2008; Conn et al., 2009; Chau et al., 2010; Pereira, 2013b).

Entre os aspectos relevantes para a efetividade dos PGLs, está a excelência técnica dos profissionais habilitados (Lima, 2007). Para administrar a complexa rede que se forma em prejuízo à saúde do trabalhador, é necessária a competência de uma equipe que inclua profissionais de saúde das mais variadas especialidades. Uma equipe multidisciplinar, que trabalhe em conjunto para ter mais clareza das causas e das condutas para solucionar os problemas do trabalho (Ranney, 2000). Entre esses profissionais está o de Educação Física, que contribui com seu potencial pedagógico na elaboração e na aplicação de séries de exercícios específicos para a manutenção do PGL no ambiente social em que o trabalhador está inserido (Corrêa, 2006).

Portanto, é pertinente a reflexão a respeito da ação didático--pedagógica do profissional de Educação Física que atua nos PGLs, pertinência essa tendo em vista que sua formação acadêmica contempla não apenas disciplinas da área de Saúde e do Esporte, entre outras, mas, sobretudo, da área de Educação, pois as questões didático-pedagógicas fazem parte do cotidiano do profissional de Educação Física, independentemente de seu campo de atuação. Naturalmente temos a consciência de que a didática configura-se como um campo de conhecimento pedagógico de grande amplitude e, a rigor, está intrinsecamente ligada à prática educativa. Por isso, quando se menciona o termo *didática*, quase sempre pensamos em uma ação que envolve ensino e aprendizagem nos moldes da escola formal. Entretanto, o fenômeno ensino e aprendizagem transcende o modelo de escola formal, fazendo-se presente em diversos campos, como nos PGLs.

Os aspectos didático-pedagógicos dos PGLs permitirão ao profissional de Educação Física estruturar os conteúdos que serão abordados em seu programa de forma mais eficiente, pois, segundo Libâneo (1994), o conhecimento dos pressupostos didático-pedagógicos auxiliará o professor, bem como o profissional de Educação Física, na elaboração dos objetivos do trabalho, na escolha de conteúdos que serão desenvolvidos ao longo do programa, o que, em nosso caso, dependerá de uma avaliação bastante criteriosa dos métodos de ensino e aprendizagem que serão adotados na execução dos trabalhos e da aplicação de técnicas e recursos. Nessa perspectiva, por exemplo, na correção de posturas corporais durante a prática do PGL ou até mesmo na execução das atividades laborais pelos trabalhadores e no controle e na avaliação da aprendizagem.

Tais elementos didático-pedagógicos são de extrema relevância nos PGLs por se tratar de uma intervenção centrada no sujeito em ação e não em máquinas e equipamentos. Por isso, o profissional de Educação Físcia tem a responsabilidade de considerar o trabalhador como um ser de relações, pois, para Freire (1983), ao assumir seu papel de ação no mundo e com o mundo, o homem passa a integrar-se de modo consciente em seu contexto, tornando-se assim um ser portador e construtor de sua própria liberdade e autonomia.

Quando pensamos na atuação do profissional de Educação Física no âmbito do PGL, não podemos ignorar que há aprendizagem de ambas as partes (profissional de Educação Física na ação de promotor de saúde e trabalhador). Essa aprendizagem se dá em uma relação dialética, partindo das experiências de vida, pois, conforme afirmam Vasconcelos e Brito (2009, p. 45), "aprendizagem é a procura constante do crescimento pelo indivíduo que busca sua satisfação pessoal; é construção diária e codificação do mundo".

Nesse contexto, pode-se afirmar que, ao elaborar o programa de intervenção no local de trabalho por meio da ferramenta PGL, o profissional de Educação Física deve se ater aos elementos de ensino e aprendizagem, considerando os trabalhadores como sujeitos que buscam seu crescimento e satisfação como seres no mundo.

Com base no exposto, o objetivo deste livro é auxiliar na elaboração do PGL segundo os aspectos didático-pedagógicos, desde a análise do ambiente de trabalho e o levantamento das características do trabalhador, planejamento (anual, mensal e planos de aula), objetivos gerais e específicos, conteúdos, estratégias de aplicação de aulas, materiais, até as avaliações elaboradas para atestar sua efetividade.

Para tanto, adverte-se que o intuito deste livro não é tratar os aspectos didático-pedagógicos como um fim em si mesmo, mas um ensaio possível de reflexão e conscientização do procedimento pedagógico e, em especial de quão importante são os processos de elaboração e execução para o alcance da excelência nos PGLs.

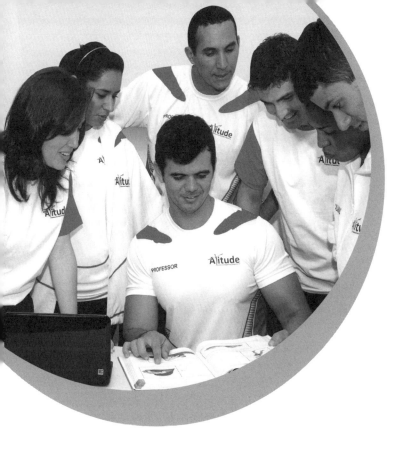

1 O planejamento do programa de ginástica laboral

O planejamento é uma necessidade habitual de todas as tarefas humanas e está presente no cotidiano do profissional que deseja controlar suas atitudes e evoluir sem alienar-se de suas práticas, a estas atribuindo sempre sentido (Schneider, 2003).

Uma das características do planejamento didático--pedagógico, entre outras, é a reflexão atenta e consistente

20 Excelência técnica dos programas de ginástica laboral

sobre a ação pedagógica (Alarcão, 1996). Conceitua-se como "ferramenta para organizar" (Gandin, 2008), "instrumento direcional de todo o processo educacional" (Menegolla e Sant'Anna, 2001), cuja função, de modo geral, é organizar o trabalho que será desenvolvido (Moretto, 2007).

O planejamento do PGL é, especificamente, uma atividade intencional de reflexão feita pelo profissional de GL sobre todos os aspectos que devem ser considerados para o desenvolvimento de um programa voltado à empresa e aos trabalhadores, o qual também deve prever as possíveis ocorrências na execução do projeto. Vale a pena frisar que não refletir sobre o caminho que o PGL percorrerá, entregará às veredas estabelecidas pelo acaso o resultado que possivelmente não será positivo e, em razão disso, prejudicará a imagem deste. Infelizmente em alguns estados do Brasil, os PGLs foram responsabilizados pelo insucesso dos objetivos propostos. Entretanto, observa-se que, na maioria dos casos, o maior problema deveu-se à falta de planejamento, "organização e coordenação das atividades" (Libâneo, 2008).

O planejamento do PGL no modelo da gestão é composto por algumas fases, como: elaboração de plano de ação (sensibilização – palestras, *folders* a serem entregues aos trabalhadores), organização (formação e treinamento da equipe de PGL), diagnóstico (levantamentos das características do ambiente e dos trabalhadores), desenvolvimento do plano de ação (elaboração e aplicação dos planos de aulas), monitoramento (avaliação constante), parcerias locais, rede de comunicação e troca de experiências (SESMT – Serviços Especializados em Engenharia de Segurança e Medicina do Trabalho; CIPA – Comitê Interno de Prevenção de Acidentes; RH – Recursos Humanos;

e Departamento de Tecnologia em Segurança do Trabalho) chamadas por Lima (2007) de "dinâmica de implantação do PGL".

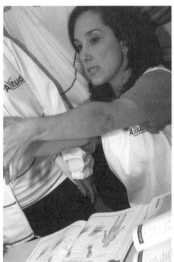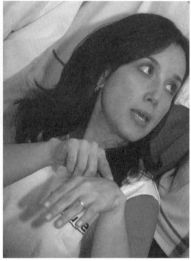

Na vertente didático-pedagógica, o planejamento do PGL é estruturado por componentes, como: análise do ambiente de trabalho e dos trabalhadores, definição dos objetivos gerais e específicos, escolha e definição dos conteúdos, das estratégias de ensino-aprendizagem, dos materiais e das reavaliações que visam a guiar o caminho que conduzirá à metodologia escolhida a ser aplicada na empresa.

Uma das orientações mais importantes é que o planejamento deve ser elaborado de acordo com as reais necessidades de cada corporação, levando em consideração as características biológicas, psicológicas e sociais dos trabalhadores, bem como as características físicas e culturais da empresa, entendida como uma ferramenta extremamente necessária para

22 Excelência técnica dos programas de ginástica laboral

o sucesso e a longevidade do PGL, conquistados pelo alcance dos objetivos propostos.

A função do planejamento didático-pedagógico do PGL é organizar todos os seus componentes, como a escolha dos conteúdos, a elaboração de séries de exercícios com base nos princípios do treinamento desportivo e as dicas de saúde, sistematizando-os ao longo do período de aplicação (1 ano ou 6 meses), prever o percurso e os percalços, como queda de adesão, criar mecanismos que estimulem a participação, minimizar erros e decidir as atitudes que subsidiarão sua eficiência e garantirão seu sucesso.

Os planejamentos do PGL são classificados em: planejamento anual (duração de 1 ano ou 6 meses), mensal (duração de 1 mês) e planos de aula (diários) que devem ser interdependentes durante todo o processo de sua elaboração e execução.

Boxe 1.1 – Componentes didático-pedagógicos do planejamento do PGL

- Análise do ambiente de trabalho e dos trabalhadores.
- Objetivos gerais e específicos.
- Conteúdos.
- Estratégias de ensino-aprendizagem.
- Materiais.
- Avaliação.

Boxe 1.2 – Função: Por que e para que planejar?

- Adequar o trabalho didático-pedagógico às reais condições e necessidades das empresas e dos trabalhadores.
- Garantir a distribuição adequada do trabalho em relação ao tempo de contrato, número de aulas por semana e tempo disponível de aplicação, de 10 a 15 minutos por aula, levando em consideração os objetivos propostos.
- Adaptar aos recursos disponíveis no ambiente de trabalho.
- Evitar a repetitividade rotineira e mecânica das aulas.
- Prever as dificuldades e se preparar para superá-las.

Fonte: adaptado de Libâneo (2008).

1.1 Análise do ambiente de trabalho e dos trabalhadores

1.1.1 Avaliação diagnóstica: *Site Survey Laboral*

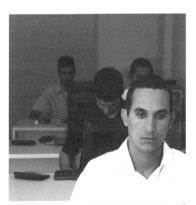

No levantamento das características da empresa, o profissional de GL deverá ter um olhar clínico sobre as células de trabalho para obter o máximo de informações possível, que serão importantes para a elaboração dos planejamentos, a fim de que atendam às características, especificidades e necessidades de cada cliente. Variáveis como motivo da solicitação da implantação do PGL, perfil do cliente, aspectos gerais das células de trabalho e qualidade do ambiente são importantes.

1.1.2 Avaliação do trabalhador: Anamnese laboral

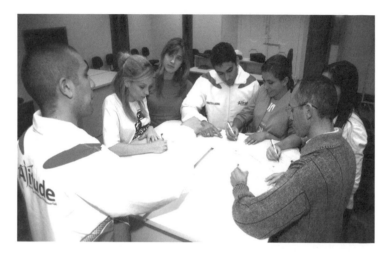

No levantamento das características do trabalhador, uma das avaliações que contribuem muito para a elaboração do planejamento adequado é o *laudo ergonômico* ou *análise ergonômica do trabalho*. Quando bem elaborado, esse laudo fornece informações pontuais sobre a realidade da cada setor de trabalho em relação aos seus trabalhadores, como descrição cinesiológica dos movimentos executados nas tarefas laborais, grupos musculares mais requisitados, sobrecarregados, e sugestões de ações para minimizar os problemas encontrados, como a implantação do PGL. Porém, se a empresa não tem um laudo ergonômico ou este está descrito de forma insatisfatória, o profissional de GL deverá procurar essas informações no

SESMT ou no departamento de segurança do trabalho, bem como fazer uma avaliação cinesiológica e um levantamento das características que julgar importantes, como: percepção da saúde física, psicossocial e organizacional, nível de flexibilidade, nível de força, nível de atividade física, estresse, dor, fadiga, motivação, qualidade de vida, índice de massa corporal (IMC) e nível das aptidões físicas, para obter informações importantes sobre a saúde do trabalhador. Recomenda-se que essa avaliação seja composta de perguntas que expressem as variáveis citadas anteriormente e conste de apenas uma lauda, além de usar instrumentos validados cientificamente.

1.2 Tipos e características do planejamento didático-pedagógico dos programas de ginástica laboral

1.2.1 Planejamento anual ou semestral: macrociclo (1 ano ou 6 meses)

O planejamento anual é a fase de elaboração e organização do todo que será definido com a empresa, respeitando-se suas necessidades e seus objetivos. Pode ser moldado a qualquer ramo de atuação, partindo de observações gerais de sua vida produtiva, bem como de seus trabalhadores.

De maneira geral, o PGL é oferecido como parte de um programa de promoção da saúde e qualidade de vida na empresa, solicitado pelo RH, ou como parte do programa ergonômico, solicitado pelo Departamento de Tecnologia em Segurança do Trabalho, ou de saúde, requerido pelo SESMT, envolvendo atividades de educação em saúde e preventivas, executadas por meio de práticas de conteúdos, como alongamento, fortalecimento muscular, relaxamento, jogos lúdicos, divididos num programa global, da seguinte forma:

Fase A

1. Análise do ambiente de trabalho – Site Survey Laboral.
2. Pacote de avaliações dos trabalhadores – Anamnese laboral.
3. Pacote de avaliações do programa.
4. Elaboração dos planejamentos, incluindo, além dos seus componentes, aplicados de forma sistematizada e aprofundada, a escolha do tema anual. Este deverá ser escolhido em conjunto com a empresa contratante e também definirá os conteúdos teóricos que fundamentarão as práticas. Serão divididos e subdivididos em temas quadrimestrais. Por exemplo: Meses: 1, 2, 3 e 4; Meses: 5, 6, 7 e 8; Meses: 9, 10, 11 e 12. Temas mensais: informativos e temas semanais que obedecem aos informativos mensais. Serão elaborados pelos profissionais de Educação Física, formatados em cartazes impressos ou eletrônicos e apresentados diariamente como dicas nos planos de aula.
5. Programa de esclarecimentos para diretoria, gestor e líderes.
6. Campanha de divulgação e motivacional.
7. Evento social de lançamento.

Fase B

8. Implantação do programa, aplicação de séries de exercícios, segundo as necessidades do trabalhador, e realidade da empresa, considerando-se também a classificação de acordo com o momento de aplicação e objetivos do PGL, mas sempre analisando se o que está descrito é suficiente para alcançar o objetivo proposto no plano de aula (Boxe 1.4), como:

   8.1 Ginástica laboral preparatória (GLP): executada no início da jornada de trabalho objetivando "despertar" o funcionário para as atividades do dia a dia (Martins, 2005 e Lima, 2007).

   8.2 Ginástica laboral compensatória (GLC): executada durante a jornada de trabalho para compensar os efeitos negativos da fadiga localizada e geral (Martins, 2005 e Lima, 2007).

   8.3 Ginástica laboral de relaxamento (GLR): executada no fim da jornada de trabalho para oxigenar as estruturas musculares envolvidas na tarefa diária (Martins, 2005 e Lima, 2007), acalmar e relaxar antes de ir para a casa, com o objetivo de reduzir o estresse, aliviar as tensões, reduzir os índices de desavenças no trabalho e em casa, com consequente melhora da função social (Zilli, 2002).

9. Reavaliação semestral.

10. Elaboração de relatórios das atividades e resultados dos dados obtidos sobre a coleta de adesão, melhoras alcançadas, observações gerais, com frequência mensal e semestral, para apresentação às empresas.

28 Excelência técnica dos programas de ginástica laboral

Boxe 1.3 – Dicas do planejamento anual

- Para o planejamento são sugeridas pelo menos uma pausa por turno, com duração de 10 a 15 minutos cada uma, sem dificultar as atividades normais da empresa.

- A definição dos grupos de revezamento dos trabalhadores para as pausas será feito pelos coordenadores de setores da empresa e pelo profissional de GL.

- Para a manutenção da qualidade da prestação de serviços em PGL é importante manter a capacitação e o contato permanente com os profissionais. Para que isso ocorra, é interessante que haja reuniões mensais, em que eles deverão estar munidos dos relatórios mensais, com a coleta de dados e os planos de aulas elaborados para aplicação no próximo mês. E uma reunião semestral, em que haverá um treinamento ministrado pela empresa prestadora de serviços em PGL para tratar de assuntos técnicos referentes ao PGL.

- Para a manutenção da adesão, os profissionais devem elaborar e aplicar estratégias motivacionais, a fim de tentar reverter o processo de desinteresse referente à participação nas aulas de GL.

- Para mais esclarecimentos de todos os tópicos referidos neste boxe, ver exemplo do Projeto de Prestação de Serviços em PGL (Anexo 1).

Boxe 1.4 – Para refletir: a relatividade entre a teoria e a prática atual lastreada na classificação do PGL

A classificação do PGL é citada pela literatura como GLP – Ginástica Laboral Preparatória; GLC – Ginástica Laboral Compensatória; GLR – Ginástica Laboral de Relaxamento (Lima, 2007; Maciel, 2008; Martins, 2005), elaborada de acordo com o momento de execução da aula de GL e seus objetivos.

Os conceitos reunidos contextualizam a aplicabilidade do PGL e atendem às necessidades sistêmicas dos trabalhadores

Continua

Continuação

durante os turnos de trabalho. Entende-se assim que, para alcançar sua efetividade, as intervenções das aulas deveriam ser aplicadas em três momentos do turno (início, meio e fim).

Na prática, porém, o que se tem observado atualmente é a execução das aulas apenas em um dos momentos do turno do trabalho, horário definido muitas vezes pela própria empresa contratante.

Desse modo, os profissionais que atuam no campo do PGL não conseguem fundamentar teoricamente sua prática se lançarem mão da combinação de conteúdos e de exercícios indicados somente em determinadas classificações, a fim de atenderem os trabalhadores de forma global, independentemente do momento de aplicação, por não haver uma nomenclatura que lastreie essa realidade.

Na busca pelo aprofundamento do conceito das classificações do PGL, são encontradas citações em resumos, artigos, livros, dissertações e teses que reproduzem os conceitos apresentados, como complemento para outros assuntos pertinentes ao PGL; não se encontrou nenhum estudo ou publicação tratando exclusivamente do tema.

Isso posto, levando em consideração a afirmação de Lima (2007), "A classificação da ginástica laboral deve ser empregada durante a elaboração de um planejamento para que esteja de acordo com a atividade exercida e as necessidades apresentadas pela empresa", justifica-se a criação de um novo conceito de classificação do PGL que fundamente teoricamente a prática de combinação de conteúdos e tipos de exercícios descritos com indicação só para determinadas classificações e seus respectivos momentos de aplicação, com o objetivo de atender de forma global às necessidades dos trabalhadores e de sua empresa. Como exemplo dessa necessidade de discussão, podem ser citados os profissionais que iniciam sua atuação no PGL e percebem na literatura que a escolha dos tipos de conteúdos específicos depende de objetivos ligados a seu momento de aplicação e, de olhos fechados, executam apenas o que está descrito ali, sem antes analisar e refletir sobre as necessidades dos trabalhadores.

Continua

Continuação

> Sobre essa reflexão fica a intenção de discutir e chegar a um consenso por parte dos pensadores desta área a respeito dos tipos e classificações do PGL. Nesse sentido, sugere-se uma nova classificação do PGL como: Ginástica Laboral Mista (GLM): que pode ser executada em todos os momentos dos turnos, pois deriva da combinação dos objetivos da GLP, da GLC e da GLR, associando seus conteúdos e tipos de exercícios descritos como indicados ao objetivo de atender de forma ampla às necessidades dos trabalhadores e de sua empresa, independentemente da descrição elaborada apenas no momento de aplicação.

Fonte: Pereira, Lopez e Rodrigues (2008).

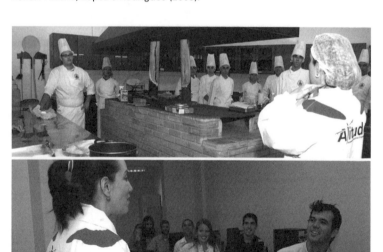

LOGO DA EMPRESA PRESTADORA DE SERVIÇOS EM PGL	PLANEJAMENTO ANUAL DO PGL NA EMPRESA X - FASE A																				
	4 de abril a 2 de maio de 2011																				
DESCRIÇÃO DAS ATIVIDADES	SEG	TER	QUA	QUI	SEX	SEG	TER	QUA	QUI	SEX	SEG	TER	QUA	QUI	SEX	SEG	TER	QUA	QUI	SEX	SEG
	4	5	6	7	8	11	12	13	14	15	18	19	20	21	22	25	26	27	28	29	2
ANÁLISE DO AMBIENTE DE TRABALHO *SITE SURVEY LABORAL*	▪	▪	▪																		
AVALIAÇÃO DIAGNÓSTICA DOS TRABALHADORES			▪	▪	▪																
ELABORAÇÃO DO PLANEJAMENTO DIDÁTICO- -PEDAGÓGICO DO PGL	▪	▪	▪	▪	▪	▪															
PROGRAMA DE ESCLARECIMENTOS PARA DIRETORIA, GESTOR E LÍDERES											▪	▪	▪	▪	▪						
CAMPANHA DE DIVULGAÇÃO E MOTIVACIONAL								▪	▪	▪	▪	▪	▪	▪	▪						
EVENTO SOCIAL DE LANÇAMENTO																				▪	
INÍCIO DAS AULAS DE GINÁSTICA LABORAL																					▪

FIGURA 1.1 – Exemplo de planejamento de acordo com as tarefas de implantação.

LOGO DA EMPRESA PRESTADORA DE SERVIÇOS EM PGL

PLANEJAMENTO ANUAL DO PGL NA EMPRESA X – FASE B

CONTEÚDO	Maio 2011																									Julho 2011															
	1ª Semana					2ª Semana					3ª Semana					4ª Semana					5ª Semana					6ª Semana					7ª Semana					8ª Semana				
	SEG	TER	QUA	QUI	SEX	SEG	TER	QUA	QUI	SEX	SEG	TER	QUA	QUI	SEX	SEG	TER	QUA	QUI	SEX	SEG	TER	QUA	QUI	SEX	SEG	TER	QUA	QUI	SEX	SEG	TER	QUA	QUI	SEX	SEG	TER	QUA	QUI	SEX
	2	3	4	5	6	9	10	11	12	13	16	17	18	19	20	23	24	25	26	27	30	31	1	2	3	6	7	8	9	10	13	14	15	16	17	20	21	22	23	24
ALONGAMENTO ATIVO																																								
ALONGAMENTO PASSIVO																																								
ALONGAMENTO DINÂMICO																																								
ALONGAMENTO FNP																																								
FORTALECIMENTO MUSCULAR																																								
RELAX. MASSAGEM E AUTO																																								
RELAX. RESPIRATÓRIO																																								
JOGOS																																								
OBJETIVO GERAL	EDUCAÇÃO PARA A SAÚDE																									EDUCAÇÃO PARA A SAÚDE															

FIGURA 1.2 – Planejamento didático-pedagógico anual do PGL cujo objetivo é a educação para a saúde e conteúdos.

LOGO DA EMPRESA PRESTADORA DE SERVIÇOS EM PGL	PLANEJAMENTO ANUAL DO PGL NA EMPRESA X – FASE B																																							
CONTEÚDO	Maio 2011																				Julho 2011																				
	1ª Semana					2ª Semana					3ª Semana					4ª Semana					5ª Semana					6ª Semana					7ª Semana					8ª Semana				
	SEG	TER	QUA	QUI	SEX	SEG	TER	QUA	QUI	SEX	SEG	TER	QUA	QUI	SEX	SEG	TER	QUA	QUI	SEX	SEG	TER	QUA	QUI	SEX	SEG	TER	QUA	QUI	SEX	SEG	TER	QUA	QUI	SEX	SEG	TER	QUA	QUI	SEX
	2	3	4	5	6	9	10	11	12	13	16	17	18	19	20	23	24	25	26	27	30	31	1	2	3	6	7	8	9	10	13	14	15	16	17	20	21	22	23	24
ALONGAMENTO ATIVO	■	■	■	■	■						■		■		■		■				■						■				■		■		■		■		■	
ALONGAMENTO PASSIVO																					■		■									■		■			■		■	
ALONGAMENTO DINÂMICO											■																													
ALONGAMENTO FNP																																								
FORTALECIMENTO MUSCULAR																	■	■								■	■	■		■										
RELAX. MASSAGEM															■		■																							■
RELAX. RESPIRATÓRIO																																								
JOGOS																							■																	
OBJETIVO GERAL	PREVENÇÃO DE DOENÇAS																				PREVENÇÃO DE DOENÇAS																			

FIGURA 1.3 – Planejamento didático-pedagógico anual do PGL cujo objetivo é a prevenção de doenças e conteúdos.

34 Excelência técnica dos programas de ginástica laboral

Boxe 1.5 – Planejamento didático-pedagógico anual do PGL cujo objetivo é a educação para a saúde, com as regiões corporais

Promoção da saúde: educação para a saúde

Exercícios globais: quando o conteúdo do plano de aula for alongamento ou relaxamento, ou a união de todos os conteúdos (alongamento, fortalecimento muscular e relaxamento), a orientação é o princípio de que *os exercícios devem ser executados seguindo a orientação das cadeias musculares*, para não interromper a progressão lógica do trabalho, *neste caso, executados na região cervical e, em seguida, nos membros superiores*, assim como a região torácica e lombar; ou começar pelos MMII, seguir para o quadril, o tronco, MMSS e cervical. Porém, quando o conteúdo é especificamente o fortalecimento muscular e força a sequência, poderá partir do tronco (coluna vertebral) para MMSS ou do tronco para MMII (Uchida et al., 2006). Em razão da especificidade da duração da aula de PGL, a orientação é, de preferência, evidenciar uma região por aula. Seguem-se algumas sugestões de agrupamentos de regiões corporais para a elaboração dos planos de aula.

- Porção superior por aula: exercícios para a coluna cervical e ombros, torácica anterior e bíceps braquial, antebraços e punhos.
- Porção inferior por aula: exercícios para as cadeias anteriores e posteriores dos MMII, além da região interna e externa das coxas e do assoalho pélvico.
- Coluna: exercícios para toda a cadeia de paravertebrais torácicos e lombares.

Sugestão da divisão por regiões corporais, por César Vecina

- Coluna cervical (músculos extensores do pescoço, flexores anteriores do pescoço e flexores laterais), articulação do ombro, dos punhos e do antebraço.

Continua

O planejamento do programa de ginástica laboral **35**

Continuação

- Cíngulo peitoral, serrátil anterior, músculos abdominais (reto do abdômen, transverso, oblíquos internos e externos do abdômen).
- Braço (músculos, tríceps braquial e bíceps braquial).
- Antebraço, punho, mãos e dedos (músculos extensores e flexores dos punhos e dos dedos).
- Torácica (músculos dorsais: trapézio, grande dorsal, romboides, eretores da espinha, redondo maior, redondo menor, rotadores da coluna).
- Lombar (músculos: quadrado lombar, multifídios, psoas maior).
- Quadril (músculos: ilíaco, iliopsoas, obturadores, glúteo máximo, médio e mínimo, adutores curto, longo e magno, abdutores tensor da fáscia lata e glúteo médio).
- Coxa (músculos anteriores: quadríceps femoral e, posteriormente, os ísquios tibiais).
- Perna, tornozelo e pés (músculos anteriores: tibial anterior, tibial posterior e fibulares; músculos posteriores: tríceps sural; região dorsal: músculos extensores dos dedos; região plantar – músculos flexores dos dedos, porção profunda, músculo quadrado plantar).

Boxe 1.6 – Planejamento didático-pedagógico do PGL anual cujo objetivo é a prevenção de doenças, com as regiões corporais

Promoção da saúde: prevenção de doenças

Exercícios específicos: abrangem determinadas regiões corporais envolvidas nas patologias ocupacionais (articulações), trabalhadas separadamente, sendo uma articulação por plano de aula.

Sugestões da divisão por regiões corporais, por César Vecina

- Cervical (articulação: atlanto-occipital, atlantoaxial e de C1 a C7).

Continua

36 Excelência técnica dos programas de ginástica laboral

Continuação

- Ombros (articulação escápuloumeral, acrômio clavicular).
- Torácica de T1 a T12.
- Cotovelo (articulação radioulnar).
- Punhos (articulação radiocárpica, intercárpica).
- Mãos e dedos (articulação carpometacárpica e interfalângica).
- Lombar de L1 a L5.
- Pélvica (ossos do quadril mais sacro) e quadril (ossos do quadril lateralmente, posteriormente sacro, anteriormente púbis, articulando-se com o fêmur).
- Joelho (articulação fêmur-tibial).
- Tornozelos (osso maléolo medial e lateral, posteriormente a região calcânea).
- Pés (ossos do tarso, metatarsianos de I a V e falanges de I a V).

1.2.2 Planejamento mensal: mesociclo (1 mês)

O planejamento mensal é a fase de especificação composta por vários microciclos, entendida como a descrição mais detalhada do planejamento anual em que é possível visualizar, além dos conteúdos, a ênfase que será dada, as regiões corporais, as estratégias de ensino-aprendizagem e os materiais que serão usados durante os meses.

Boxe 1.7 – Como elaborar o planejamento mensal

Fazendo o cruzamento dos componentes do planejamento e as regiões corporais:

- Objetivos gerais.
- Regiões corporais.
- Conteúdos (ênfase).
- Estratégia de ensino-aprendizagem.
- Materiais.

O planejamento do programa de ginástica laboral   37

1.2.2.1 Sugestão de planejamento mensal do programa de ginástica laboral cujo objetivo geral é educar para a saúde, com as regiões corporais, os conteúdos e as estratégias de ensino-aprendizagem[1]

Quadro 1.1 – Primeira semana: educação para a saúde

Planejamento mensal – Maio de 2011	
Dias da semana	**Objetivo geral: educação para a saúde**
Segunda-feira	*Região*: cervical e ombros. *Conteúdo*: alongamento ativo. *Ênfase*: mobilidade articular. *Material*: nenhum. *Estratégia*: individual sentado.
Terça-feira	*Região*: dorsais (toracolombar). *Conteúdo*: alongamento ativo. *Ênfase*: mobilidade articular e coordenação motora. *Material*: nenhum. *Estratégia*: individual.
Quarta-feira	*Região*: antebraços e punhos, peitorais (torácica anterior) e bíceps braquial. *Conteúdo*: alongamento ativo. *Ênfase*: mobilidade articular e flexibilidade. *Material*: nenhum. *Estratégia*: individual.
Quinta-feira	*Região*: MMII (tríceps sural, quadríceps, adutores e tensor da fáscia lata). *Conteúdo*: alongamento ativo. *Ênfase*: mobilidade articular e consciência corporal. *Material*: nenhum. *Estratégia*: duplas.
Sexta-feira	*Região*: trapézio, bíceps e tríceps braquial. *Conteúdo*: automassagem. *Ênfase*: consciência corporal. *Material*: nenhum. *Estratégia*: individual sentado.

[1] por Ricardo Victorino.

38 Excelência técnica dos programas de ginástica laboral

Quadro 1.2 – Segunda semana: educação para a saúde

Planejamento mensal – Maio de 2011	
Dias da semana	**Objetivo geral: educação para a saúde**
Segunda-feira	*Região*: cervical e ombros. *Conteúdo*: fortalecimento muscular. *Ênfase*: resistência muscular localizada (RML) e consciência corporal. *Material*: nenhum. *Estratégia*: individual.
Terça-feira	*Região*: dorsais (toracolombar). *Conteúdo*: alongamento ativo. *Ênfase*: mobilidade articular e flexibilidade. *Material*: parede. *Estratégia*: individual.
Quarta-feira	*Região*: antebraços e punhos, peitorais (torácica anterior) e bíceps braquial. *Conteúdo*: fortalecimento muscular. *Ênfase*: RML e coordenação motora. *Material*: nenhum. *Estratégia*: individual.
Quinta-feira	*Região*: MMII (isquiossurais, quadríceps e tríceps sural). *Conteúdo*: alongamento ativo. *Ênfase*: mobilidade articular. *Material*: nenhum. *Estratégia*: individual.
Sexta-feira	Região: global. *Conteúdo*: relaxamento. *Ênfase*: jogos lúdicos. *Material*: nenhum. *Estratégia*: individual sentado.

O planejamento do programa de ginástica laboral **39**

Quadro 1.3 – Terceira semana: educação para a saúde

Planejamento mensal – Maio de 2011	
Dias da semana	**Objetivo geral: educação para a saúde**
Segunda-feira	*Região*: cervical e ombros. *Conteúdo*: alongamento passivo. *Ênfase*: mobilidade articular e consciência corporal. *Material*: nenhum. *Estratégia*: duplas.
Terça-feira	*Região*: dorsais (toracolombar). *Conteúdo*: fortalecimento muscular. *Ênfase*: RML e consciência corporal. *Material*: nenhum. *Estratégia*: individual.
Quarta-feira	*Região*: antebraços e punhos, peitorais (torácica anterior) e bíceps braquial. *Conteúdo*: alongamento passivo. *Ênfase*: mobilidade articular e flexibilidade. *Material*: nenhum. *Estratégia*: trio.
Quinta-feira	*Região*: MMII (quadríceps, glúteos, adutores e tensor da fáscia lata). *Conteúdo*: fortalecimento muscular. *Ênfase*: RML e consciência respiratória. *Material*: nenhum. *Estratégia*: individual na parede.
Sexta-feira	*Região*: global. *Conteúdo*: relaxamento. *Ênfase*: exercícios respiratórios. *Material*: nenhum. *Estratégia*: duplas.

40 Excelência técnica dos programas de ginástica laboral

Quadro 1.4 – Quarta semana: educação para a saúde

Planejamento mensal – Maio de 2011	
Dias da semana	**Objetivo geral: educação para a saúde**
Segunda-feira	*Região*: cervical e ombros. *Conteúdo*: fortalecimento muscular. *Ênfase*: RML e respiração. *Material*: bola balão. *Estratégia*: individual.
Terça-feira	*Região*: dorsais (toracolombar). *Conteúdo*: alongamento passivo. *Ênfase*: flexibilidade e consciência corporal. *Material*: argola. *Estratégia*: individual.
Quarta-feira	*Região*: antebraços e punhos, peitorais (torácica anterior) e bíceps braquial. *Conteúdo*: fortalecimento muscular. *Ênfase*: RML. *Material*: bastão e garrote. *Estratégia*: duplas.
Quinta-feira	*Região*: MMII (quadríceps, isquiotibiais e iliopsoas). *Conteúdo*: alongamento passivo. *Ênfase*: mobilidade articular e flexibilidade. *Material*: nenhum. *Estratégia*: individual.
Sexta-feira	*Região*: lombar, assoalho pélvico e abdominal região infra. *Conteúdo*: fortalecimento muscular. *Ênfase*: consciência corporal. *Material*: colchonete. *Estratégia*: individual, no solo.

O planejamento do programa de ginástica laboral   41

Quadro 1.5 – Quinta semana: educação para a saúde

Planejamento mensal – Junho de 2011	
Dias da semana	**Objetivo geral: educação para a saúde**
Segunda-feira	*Região*: cervical e ombros. *Conteúdo*: alongamento passivo. *Ênfase*: flexibilidade. *Material*: TNT. *Estratégia*: individual.
Terça-feira	*Região*: dorsais (toracolombar). *Conteúdo*: fortalecimento muscular. *Ênfase*: RML. *Material*: bastão. *Estratégia*: individual.
Quarta-feira	*Região*: punhos e antebraços, peitorais (torácica anterior) e bíceps braquial. *Conteúdo*: alongamento passivo. *Ênfase*: flexibilidade e coordenação motora. *Material*: bolinha. *Estratégia*: individual.
Quinta-feira	*Região*: MMII (adutores, tensor da fáscia lata, quadríceps e glúteos). *Conteúdo*: fortalecimento muscular. *Ênfase*: RML e equilíbrio. *Material*: bastão. *Estratégia*: duplas.
Sexta-feira	*Região*: MMII (joelhos, quadril e tornozelos). *Conteúdo*: jogos. *Ênfase*: equilíbrio e coordenação motora. *Material*: nenhum. *Estratégia*: individual.

42 Excelência técnica dos programas de ginástica laboral

Quadro 1.6 – Sexta semana: educação para a saúde

Planejamento mensal – Junho de 2011	
Dias da semana	Objetivo geral: educação para a saúde
Segunda-feira	*Região*: cervical e ombros. *Conteúdo*: fortalecimento muscular. *Ênfase*: RML. *Material*: garrote. *Estratégia*: individual.
Terça-feira	*Região*: dorsais (toracolombar). *Conteúdo*: alongamento ativo. *Ênfase*: mobilidade articular e equilíbrio. *Material*: nenhum. *Estratégia*: trio.
Quarta-feira	*Região*: punhos e antebraços, peitorais (região torácica anterior) e bíceps braquial. *Conteúdo*: fortalecimento muscular. *Ênfase*: RML e consciência corporal. *Material*: nenhum. *Estratégia*: duplas.
Quinta-feira	*Região*: MMII (quadril, joelhos e tornozelos). *Conteúdo*: alongamento ativo. *Ênfase*: mobilidade articular e coordenação motora. *Material*: nenhum. *Estratégia*: duplas.
Sexta-feira	*Região*: dorsal. *Conteúdo*: massagem. *Material*: carrinho. *Estratégia*: duplas.

Quadro 1.7 – Sétima semana: educação para a saúde

Planejamento mensal – Junho de 2011	
Dias da semana	Objetivo geral: educação para a saúde
Segunda-feira	*Região*: cervical e ombros. *Conteúdo*: alongamento ativo. *Ênfase*: mobilidade articular e consciência corporal. *Material*: nenhum. *Estratégia*: individual.

Continua

O planejamento do programa de ginástica laboral **43**

Continuação

Planejamento mensal – Junho de 2011	
Dias da semana	**Objetivo geral: educação para a saúde**
Terça-feira	*Região*: dorsais (toracolombar). *Conteúdo*: alongamento ativo. *Ênfase*: flexibilidade. *Material*: nenhum. *Estratégia*: individual.
Quarta-feira	*Região*: antebraços e punhos, peitorais (torácica anterior) e bíceps braquial. *Conteúdo*: alongamento ativo. *Ênfase*: mobilidade articular e coordenação motora. *Material*: nenhum. *Estratégia*: individual.
Quinta-feira	*Região*: MMII (quadríceps, tensor da fáscia lata, tibial anterior e glúteo). *Conteúdo*: fortalecimento muscular. *Ênfase*: RML e equilíbrio. *Material*: nenhum. *Estratégia*: círculo.
Sexta-feira	*Região*: lombar, glúteos e assoalho pélvico. *Conteúdo*: alongamento ativo e fortalecimento muscular. *Ênfase*: flexibilidade, RML e consciência corporal. *Material*: colchonete. *Estratégia*: individual, no solo.

Quadro 1.8 – Oitava semana: educação para a saúde

Planejamento mensal – Junho de 2011	
Dias da semana	**Objetivo geral: educação para a saúde**
Segunda-feira	*Região*: cervical e ombros. *Conteúdo*: fortalecimento muscular. *Ênfase*: RML e equilíbrio. *Material*: bastão. *Estratégia*: duplas.

Continua

44 Excelência técnica dos programas de ginástica laboral

Continuação

Planejamento mensal – Junho de 2011	
Dias da semana	**Objetivo geral: educação para a saúde**
Terça-feira	Região: dorsais (toracolombar). *Conteúdo*: alongamento passivo. *Ênfase*: flexibilidade. *Material*: cadeira. *Estratégia*: individual.
Quarta-feira	*Região*: antebraços e punhos, peitorais (torácica anterior) e bíceps braquial. *Conteúdo*: fortalecimento muscular. *Ênfase*: RML e coordenação motora. *Material*: bolinha. *Estratégia*: individual.
Quinta-feira	*Região*: MMII (tríceps sural e isquiotibiais). *Conteúdo*: alongamento passivo. *Ênfase*: flexibilidade e equilíbrio. *Material*: TNT. *Estratégia*: individual.
Sexta-feira	*Região*: abdômen. *Conteúdo*: relaxamento. *Ênfase*: respiração. *Material*: nenhum. *Estratégia*: individual.

1.2.2.2 Dicas[2]

Para decidir quais serão as regiões e os grupos musculares trabalhados em cada aula, procura-se agrupá-los de forma que a combinação dos movimentos para cada articulação facilite a execução dos exercícios propostos. Por exemplo, durante um exercício de alongamento de peitorais, dependendo do posicionamento, é possível alongar também os músculos flexores

---

[2] por Ricardo Victorino.

dos punhos. Além disso, o grupo muscular "acessório" aos movimentos desse grupo também será incluído. Seguindo o mesmo exemplo, o tríceps braquial é sinergista dos movimentos executados no trabalho dos peitorais.

Quanto à divisão dos conteúdos, pensa-se na evolução do treinamento. Começa-se com aulas muito simples, que devem ser de adaptação ao exercício, as quais deverão ter muitos trabalhos de mobilidade articular, para melhorar a consciência corporal e a coordenação motora. Na segunda etapa, há uma evolução de técnicas até que as aulas se tornem um pouco mais complexas e os exercícios sejam mais intensos, seguindo as premissas da evolução do treinamento.

É importante esclarecer que há grande dificuldade nas aulas de PGL em relação ao tempo de intervalo entre o trabalho de um grupo muscular e outro, dada a falta de tempo. O ideal seria que conseguíssemos atuar em uma região ou em um grupo muscular a cada 48 horas.

Para incluir aulas com conteúdos como alongamento dinâmico e FNP (facilitação neuropropioceptiva), acredita-se que seja preciso inserir mais uma ou duas semanas de aula, dada a dificuldade de aplicação, uma vez que causam maior desconforto e risco de lesão. Como serão apresentadas apenas oito semanas de aulas, essas não foram incluídas.

Ressalta-se que tais técnicas são de grande importância e podem ser incluídas no planejamento, mas, como são técnicas em que a consciência corporal e a adaptação aos exercícios devem ser consideradas, para que sejam executadas com eficiência e segurança, acredita-se que devam ser ministradas em grupos em que o PGL esteja bem difundido e tenha sido bem assimilado pelos trabalhadores.

1.2.2.3 Sugestão de planejamento mensal do programa de ginástica laboral cujo objetivo é a prevenção de doenças, com as regiões corporais, os conteúdos e as estratégias de ensino-aprendizagem[3]

Quadro 1.9 – Primeira semana: prevenção de doenças

Planejamento mensal – Maio de 2011	
Dias da semana	**Objetivo geral: prevenção de doenças**
Segunda-feira	*Patologia*: cervicalgia. *Região*: cervical. *Conteúdo*: alongamento ativo. *Ênfase*: flexibilidade. *Material*: fita de *nylon*. *Estratégia*: individual.
Terça-feira	*Patologia*: síndrome do ombro doloroso. *Região*: ombros. *Conteúdo*: alongamento ativo. *Ênfase*: mobilidade articular. *Material*: nenhum. *Estratégia*: individual.
Quarta-feira	*Patologia*: síndrome do desfiladeiro torácico. *Região*: torácica porção anterior. *Conteúdo*: alongamento ativo. *Ênfase*: mobilidade articular. *Material*: nenhum. *Estratégia*: individual.
Quinta-feira	*Patologia*: síndrome do túnel do carpo. *Região*: braço, antebraço e punho. *Conteúdo*: alongamento ativo. *Ênfase*: mobilidade articular. *Material*: nenhum. *Estratégia*: individual.
Sexta-feira	*Patologia*: tendinite de Quervain. *Região*: mãos. *Conteúdo*: alongamento ativo. *Ênfase*: mobilidade articular. *Material*: nenhum. *Estratégia*: individual.

---

[3] por César Vecina e Ricardo Victorino.

O planejamento do programa de ginástica laboral **47**

Quadro 1.10 – Segunda semana: prevenção de doenças

Planejamento mensal – Maio de 2011	
Dias da semana	**Objetivo geral: prevenção de doenças**
Segunda-feira	*Patologia*: bursite. *Região*: ombros. *Conteúdo*: alongamento ativo. *Ênfase*: mobilidade articular. *Material*: nenhum. *Estratégia*: individual.
Terça-feira	*Patologia*: dedo em gatilho. *Região*: mãos. *Conteúdo*: alongamento ativo. *Ênfase*: mobilidade articular. *Material*: nenhum. *Estratégia*: individual.
Quarta-feira	*Patologia*: epicondilite. *Região*: articulação do cotovelo. *Conteúdo*: alongamento ativo. *Ênfase*: mobilidade articular. *Material*: arco. *Estratégia*: individual.
Quinta-feira	*Patologia*: tenossinovite dos extensores dos dedos. *Região*: mãos. *Conteúdo*: alongamento ativo. *Ênfase*: mobilidade articular. *Material*: fita de GRD. *Estratégia*: individual.
Sexta-feira	*Patologia*: lombalgia. *Região*: coluna lombar. *Conteúdo*: alongamento ativo. *Ênfase*: postura. *Material*: nenhum. *Estratégia*: individual.

48 Excelência técnica dos programas de ginástica laboral

Quadro 1.11 – Terceira semana: prevenção de doenças

Planejamento mensal – Maio de 2011	
Dias da semana	**Objetivo geral: prevenção de doenças**
Segunda-feira	*Patologia*: síndrome do manguito rotador. *Região*: ombros. *Conteúdo*: alongamento dinâmico. *Ênfase*: mobilidade articular. *Material*: nenhum. *Estratégia*: individual.
Terça-feira	*Patologia*: síndrome do supraespinhoso. *Região*: cintura escapular. *Conteúdo*: alongamento ativo. *Ênfase*: flexibilidade *Material*: nenhum. *Estratégia*: duplas.
Quarta-feira	*Patologia*: tendinite. *Região*: mãos – flexores dos dedos. *Conteúdo*: alongamento ativo. *Ênfase*: força. *Material*: mesa. *Estratégia*: individual.
Quinta-feira	*Patologia*: ciático. *Região*: glúteos e posterior de coxa. *Conteúdo*: alongamento ativo. *Ênfase*: relaxamento. *Material*: nenhum. *Estratégia*: individual.
Sexta-feira	*Patologia*: dorsalgia. *Região*: cintura escapular. *Conteúdo*: massagem. *Ênfase*: relaxamento. *Material*: bolinha de tênis. *Estratégia*: duplas.

O planejamento do programa de ginástica laboral 49

Quadro 1.12 – Quarta semana: prevenção de doenças

Planejamento mensal – Maio de 2011	
Dias da semana	**Objetivo geral: prevenção de doenças**
Segunda-feira	*Patologia*: síndrome cervicobraquial. *Região*: cervical – segmento braquial. *Conteúdo*: alongamento ativo. *Ênfase*: relaxamento. *Material*: nenhum. *Estratégia*: individual.
Terça-feira	*Patologia*: fascite palmar. *Região*: mãos e dedos. *Conteúdo*: automassagem miofacial. *Material*: nenhum. *Estratégia*: individual.
Quarta-feira	*Patologia*: escoliose cervical. *Região*: cervical. *Conteúdo*: alongamento ativo e fortalecimento muscular. *Ênfase*: postura e mobilidade articular. *Material*: nenhum. *Estratégia*: individual.
Quinta-feira	*Patologia*: joelho valgo. *Região*: extensores da coxa. *Conteúdo*: alongamento ativo dos adutores. *Ênfase*: flexibilidade. *Material*: nenhum. *Estratégia*: individual.
Sexta-feira	*Patologia*: asma. *Região*: torácica. *Conteúdo*: relaxamento. *Ênfase*: melhora da ventilação respiratória. *Material*: bexiga. *Estratégia*: individual.

50 Excelência técnica dos programas de ginástica laboral

Quadro 1.13 – Quinta semana: prevenção de doenças

Planejamento mensal – Maio de 2011	
Dias da semana	**Objetivo geral: prevenção de doenças**
Segunda-feira	*Patologia*: síndrome do desfiladeiro torácico. *Região*: cervical anterior e torácica anterior. *Conteúdo*: alongamento passivo. *Ênfase*: postura. *Material*: bastão. *Estratégia*: individual.
Terça-feira	*Patologia*: síndrome do ombro doloroso. *Região*: ombros. *Conteúdo*: fortalecimento muscular. *Material*: nenhum. *Estratégia*: duplas.
Quarta-feira	*Patologia*: escoliose torácica. *Região*: torácica. *Conteúdo*: fortalecimento muscular e alongamento ativo. *Material*: nenhum. *Estratégia*: individual.
Quinta-feira	*Patologia*: síndrome do túnel do carpo. *Região*: cervical, cíngulo peitoral e ombros. *Conteúdo*: alongamento passivo. *Ênfase*: mobilidade articular. *Material*: banda elástica. *Estratégia*: duplas.
Sexta-feira	*Patologia*: fascite palmar. *Região*: mãos. *Conteúdo*: jogos manuais circenses. *Ênfase*: mobilidade articular. *Material*: bola artesanal feita com balão e painço. *Estratégia*: individual.

O planejamento do programa de ginástica laboral 51

Quadro 1.14 – Sexta semana: prevenção de doenças

Planejamento mensal – Maio de 2011	
Dias da semana	Objetivo geral: prevenção de doenças
Segunda-feira	*Patologia*: bursite. *Região*: ombros. *Conteúdo*: fortalecimento muscular (isometria). *Ênfase*: postura. *Material*: bastão. *Estratégia*: individual.
Terça-feira	*Patologia*: epicondilite. *Região*: articulação do cotovelo. *Conteúdo*: fortalecimento muscular. *Ênfase*: RML e mobilidade articular. *Material*: halteres alternativo. *Estratégia*: individual.
Quarta-feira	*Patologia*: dedo em gatilho. *Região*: mãos. *Conteúdo*: fortalecimento muscular. *Ênfase*: RML. *Material*: borrachinha de dinheiro. *Estratégia*: individual.
Quinta-feira	*Patologia*: lombalgia. *Região*: lombar. *Conteúdo*: fortalecimento muscular (isometria). *Ênfase*: postura. *Material*: bastão. *Estratégia*: individual.
Sexta-feira	*Patologia*: tenossinovite dos flexores dos dedos. *Região*: mãos. *Conteúdo*: fortalecimento muscular. *Ênfase*: RML. *Material*: bolinhas de espuma. *Estratégia*: individual.

52 Excelência técnica dos programas de ginástica laboral

Quadro 1.15 – Sétima semana: prevenção de doenças

Planejamento mensal – Maio de 2011	
Dias da semana	Objetivo geral: prevenção de doenças
Segunda-feira	*Patologia*: dorsalgia. *Região*: cintura escapular. *Conteúdo*: alongamento passivo. *Ênfase*: flexibilidade. *Material*: nenhum. *Estratégia*: duplas.
Terça-feira	*Patologia*: síndrome do manguito rotador. *Região*: ombros. *Conteúdo*: fortalecimento muscular. *Ênfase*: mobilidade articular. *Material*: banda elástica. *Estratégia*: individual.
Quarta-feira	*Patologia*: tendinite. *Região*: flexores dos punhos. *Conteúdo*: fortalecimento muscular. *Ênfase*: RML dos extensores. *Material*: nenhum. *Estratégia*: individual.
Quinta-feira	*Patologia*: ciático. *Região*: glúteos e posterior de coxa. *Conteúdo*: alongamento passivo. *Ênfase*: flexibilidade. *Material*: corda. *Estratégia*: individual.
Sexta-feira	*Patologia*: síndrome do supraespinhoso. *Região*: cintura escapular. *Conteúdo*: alongamento ativo. *Ênfase*: relaxamento. *Material*: nenhum. *Estratégia*: individual.

O planejamento do programa de ginástica laboral 53

Quadro 1.16 – Oitava semana: prevenção de doenças

Planejamento mensal – Maio de 2011	
Dias da semana	**Objetivo geral: prevenção de doenças**
Segunda-feira	*Patologia*: síndrome cervicobraquial. *Região*: cervical – segmento braquial. *Conteúdo*: alongamento passivo. *Ênfase*: flexibilidade. *Material*: banda elástica. *Estratégia*: individual.
Terça-feira	*Patologia*: tendinite de Quervain. *Região*: mãos. *Conteúdo*: alongamento ativo. *Ênfase*: mobilidade articular. *Material*: mesa ou parede. *Estratégia*: individual.
Quarta-feira	*Patologia*: escoliose lombar. *Região*: lombar. *Conteúdo*: alongamento ativo. *Ênfase*: postura e mobilidade articular. *Material*: nenhum. *Estratégia*: individual – sentado.
Quinta-feira	*Patologia*: joelhos varos. *Região*: interna da coxa. *Conteúdo*: fortalecimento muscular. *Ênfase*: RML de adutores. *Material*: cola de borracha ou bola balão. *Estratégia*: individual.
Sexta-feira	*Patologia*: estresse. *Região*: global. *Conteúdo*: relaxamento. *Ênfase*: meditação. *Material*: colchonete e som. *Estratégia*: individual.

54 Excelência técnica dos programas de ginástica laboral

A elaboração do planejamento de prevenção de doenças leva em consideração as regiões corporais mais sobrecarregadas pela tarefa ocupacional. Entre os transtornos que ocorrem no ambiente de trabalho, quer mentais, quer físicos, os distúrbios osteomusculares relacionados ao trabalho (DORTs) são considerados com mais frequência como referência das regiões sobrecarregadas para a elaboração das séries de exercícios. Vale lembrar que o PGL é indicado para trabalhadores saudáveis, portanto, sem o acometimento desses distúrbios e de outras patologias osteomusculares que agravem a saúde do trabalhador pelas práticas dos exercícios físicos. Nesse caso, graus de amplitudes de movimentos sugeridos durante o exercício, que numa visão curativa seriam contraindicados, por vezes são aceitos como ação preventiva no PGL, a fim de manter a qualidade do movimento em sua amplitude dentro dos padrões considerados saudáveis.

Entende-se que o trabalhador acometido pelos DORTs deve ser encaminhado ao SESMT e receber tratamento médico e fisioterápico adequado.

Observa-se na literatura apresentada que um dos objetivos do PGL é a prevenção dos DORTs, porém discorda-se dessa afirmativa, uma vez que se compreende que o PGL poderá influenciar as principais sintomatologias, como a dor em grau 1 e 2 (sensação de peso e desconforto, dor ocasional, a dor regride com repouso, bom prognóstico) e não a dor 3 (dor de maior intensidade, não regride com o repouso, perda de força muscular, queda de produtividade) e 4 (dor mais acentuada, distúrbio emocional associado, prognóstico ruim, invalidez) (Brasil, 2001), pois, depois de se observar o grau maior de dor e/ou constatar distúrbio como mencionado, o trabalhador deve ser encaminhado

O planejamento do programa de ginástica laboral   55

para tratamento. Portanto, o PGL influencia a sintomatologia causal como dor e fadiga que, possivelmente, poderá levar ao desencadeamento dos DORTs e não a dor causada pelos DORTs.

Vale lembrar que a maioria dos estudos que envolvem PGL e essas patologias faz referência à influência do PGL sobre sua sintomatologia em trabalhadores saudáveis e não sobre a redução dos DORTs, em virtude do caráter multifatorial do distúrbio que o PGL não consegue abranger (Pereira, 2009).

Boxe 1.8 – Dicas gerais sobre conteúdos que podem ser usados como prevenção de DORTs gerados por compressão (síndromes)

- Exercícios de mobilização são indicados como primários.
- Exercícios de alongamento são indicados como secundários.
- Exercícios de fortalecimento são indicados como terciários, porém deverão ser evitados quando os sintomas das doenças se manifestarem.

Boxe 1.9 – Dicas gerais sobre conteúdos que podem ser usados como prevenção de DORTs gerados por inflamações

- Exercícios de relaxamento são indicados como primários.
- Exercícios de alongamento são indicados como secundários.
- Exercícios de fortalecimento são indicados como terciários, mas devem ser evitados quando os sintomas das doenças se manifestarem.

1.2.3 Plano de aula (1 dia): microciclo (1 semana)

O plano de aula é a descrição detalhada dos exercícios e da forma de como dar uma aula por dia.

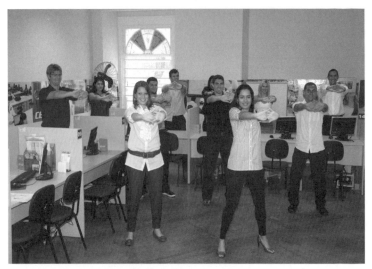

Boxe 1.10 – Como elaborar o plano de aula

> *Estar de acordo com*:
> - o laudo ergonômico, análise ergonômica do trabalho e/ou análise cinesiológica;
> - o objetivo geral;
> - o objetivo específico;
> - as características do grupo;
> - os componentes didático-pedagógicos;
> - os princípios do treinamento desportivo.
>
> Observação: prescrever os conteúdos, a estratégia de ensino-aprendizagem e o material, incluindo os músculos envolvidos e o número de séries e de repetições.

O planejamento do programa de ginástica laboral   57

Boxe 1.11 – Estrutura dos planos de aula

- Objetivo geral.
- Objetivo específico.
- Dica de saúde.
- Região corporal.
- Conteúdo (ênfase).
- Estratégia.
- Material.

1) *Exercício de aquecimento*: (1 ou 2) preparação das estruturas musculares e articulares para os exercícios específicos.

Grupos musculares: Descrever.

2) *Exercícios principais*: (2 ou 3) exercícios de acordo com o conteúdo definido para a semana. Se nas células houver necessidade, escolher um exercício específico para todos os dias.

Grupos musculares: Descrever.

3) *Encerramento*: (1 ou 2) exercícios de relaxamento para a volta ao estado de repouso pré-exercício.

Grupos musculares: Descrever.

Número de exercícios: Média de 6 exercícios por plano de aula.

Boxe 1.12 – Como evitar a repetitividade nos planos de aula

- Manter o objetivo geral e específico durante toda a aula.
- Usar sempre a mesma estratégia de disposição dos trabalhadores e o mesmo material escolhido em toda aula.
- Se o objetivo geral da aula for de prevenção de doenças, a sugestão é manter também a mesma região corporal durante toda a aula.

Um ponto muito importante a ser explanado para a elaboração dos planejamentos são as características do público-alvo das empresas, os trabalhadores, pois essa reflexão fará toda a diferença na definição da elaboração destes, seja com foco didático-pedagógico, seja com o de treinamento desportivo, especialmente em relação à espera dos efeitos fisiológicos dos conteúdos aplicados no PGL.

De modo geral, a maioria dos trabalhadores encontra-se classificada como sedentários e/ou pouco ativos, com alto grau de encurtamento, baixo nível de flexibilidade e de força (Martins, 2005; Maciel, 2008; Lima, 2009; Pereira, 2013b).

Para alcançar a promoção da saúde em relação aos aspectos fisiológicos, o alvo do PGL é melhorar as aptidões físicas relacionadas à saúde, descritas por McArdle, Katch e Katch (1998) como flexibilidade, força e condicionamento cardiorrespiratório.

Por suas características, a GL é classificada como um exercício físico que não promove benefícios do condicionamento cardiorrespiratórios; assim, os exercícios como alongamentos e de fortalecimento muscular se justificam como conteúdo do PGL para contribuir na melhora das aptidões físicas relacionadas à saúde, como flexibilidade e força.

Ao refletir sobre o tempo de prática do PGL (10 a 15 minutos) em relação à sua influência sobre os ganhos fisiológicos, pode-se considerar que, se tratássemos de trabalhadores com características diferentes das apresentadas, o tempo destinado à prática de PGL, 10 a 15 minutos, seria o grande vilão responsável pela falta de conquistas dos benefícios fisiológicos para a melhora das aptidões físicas relacionadas à saúde. Nesse contexto, sugere-se, para minimizar esse problema, orientar o trabalhador a executar a série de exercícios aplicadas mais

2 vezes por turno, bem como contribuir ao fornecer sempre informações, para que o trabalhador contemple parte da recomendação em relação à prática de atividade física, para se ter saúde dentro e fora da empresa: frequência (pelo menos 5 vezes por semana), forma (contínua ou intervalada), duração (pelo menos 30 minutos, 3 pausas, sendo 1 a GL) somada a mais 2 vezes por semana com a execução de exercícios de flexibilidade e força (Pate, 1995).

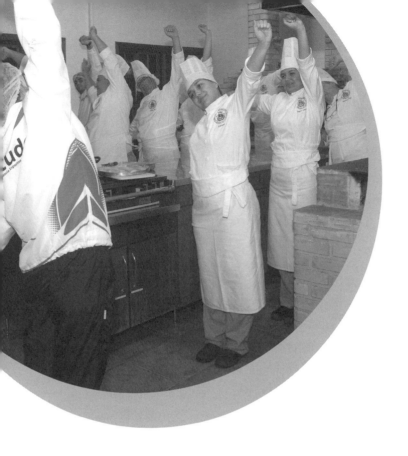

2 Objetivos do programa de ginástica laboral

Como se pôde observar no Capítulo 1, os planejamentos têm um propósito a alcançar. Para que isso ocorra, os objetivos precisam ser determinados de forma clara.

Os aspectos didático-pedagógicos reafirmam esse preceito em que os objetivos são entendidos como os resultados que o profissional deseja alcançar por meio da ação pedagógica e os quais foram elaborados e refletidos durante o planejamento consciente (Haydt, 2006; Libâneo, 2008).

Os objetivos são apresentados em dois níveis: gerais (descrição do alvo macro em relação ao planejamento anual que será atingido a longo prazo) e específicos (descrição do desenvolvimento concreto do objetivo geral que será alcançado durante o mês, no planejamento mensal ou no dia, no plano de aula) (Haydt, 2006; Libâneo, 2008).

A história da GL mostra que o objetivo geral do PGL praticado em todo o Brasil foi a prevenção de doenças. Esse objetivo se manteve por muitos anos, principalmente nas décadas de 1980 e 1990, momento da chamada Terceira Revolução Industrial ocorrida de forma globalizada no mundo, que teve como um de seus resultados o alastramento dos DORTs por todo o País e sua manifestação na maioria das profissões, devido a questões biomecânicas, organizacionais e psicossociais no ambiente de trabalho (Ferreira Jr., 2000; Brasil, 2001).

Depois da I Conferência Internacional de Promoção da Saúde ocorrida no Canadá, o modelo assistencialista e reducionista de saúde, com foco na doença e muito tratamento, foi ampliado para o modelo de promoção da saúde, cuja premissa é a prevenção, a equidade e o foco na população para que esta receba informações sobre os cuidados necessários para ter saúde, além de oportunidades de acesso a espaços que possibilitem as práticas físicas, o que contribui para alterar o estilo de vida dos indivíduos, melhorando sua qualidade de vida e promovendo sua saúde, segundo o conceito de Promoção de Saúde: "processo de capacitar as pessoas para aumentar o controle sobre os determinantes da saúde e, portanto, melhorar sua saúde" (OMS, 1996).

Nesse sentido, as visões dos cuidados da saúde do trabalhador também caminharam na direção da promoção da saúde, transformando o objetivo geral minimalista do PGL de prevenção de doenças para o conceito ampliado de promoção de saúde.

Segundo a literatura, os PGL são estruturados na tentativa de contribuir para a promoção da saúde no ambiente de trabalho, mantendo a saúde do trabalhador mediante a prática de exercícios e dicas de saúde (Pereira, 2013b; Maciel, 2010; Martins, 2008; Martins e Barreto, 2007; Lima, 2007), da maneira como atualmente é conceituada:

> Programa de exercícios aplicados durante a jornada de trabalho, com o objetivo de compensar o esforço exigido pela atividade laboral e de desenvolver as condições para que as estruturas corporais mantenham o equilíbrio necessário para a manutenção da saúde. (Rodrigues et al., 2008)

Para fundamentar teoricamente o objetivo geral do PGL focado na Promoção da Saúde, alguns conceitos precisam ser vistos.

- Saúde: depois da discussão sobre a abrangência dos conceitos de saúde ocorrida na VIII Conferência Nacional de Saúde, esta é entendida como:

> resultante das condições de alimentação, habitação, renda, meio ambiente, trabalho, transporte, emprego, lazer, liberdade, acesso à posse da terra e aos serviços de saúde, assim como o resultado das formas de organização social da produção, as quais podem gerar grandes desigualdades nos níveis de vida. (Palma, 2000)

64 Excelência técnica dos programas de ginástica laboral

- Qualidade de vida: "percepção do indivíduo de sua posição na vida, no contexto da cultura e sistema de valores nos quais ele vive, em relação a seus objetivos, expectativas, padrões e preocupações" (WHO, 1996).

- Estilo de vida:

> conjunto de hábitos e comportamentos, aprendidos e adotados pela vida toda, capazes de influenciar as condições de bem-estar e o nível de integração pessoal com o meio familiar, ambiental e social, ou ainda um conjunto de ações habituais que refletem as atitudes, os valores e as oportunidades da vida das pessoas. (Gonçalves e Vilarta, 2004)

Ao analisar esses conceitos, percebe-se que a colaboração do PGL para a promoção da saúde está na base dessa estrutura, pois tem como estratégia interferir indiretamente no estilo de vida do trabalhador mediante informações sobre saúde, ministradas diariamente pelos profissionais durante a aula de PGL e pela oportunidade da vivência da atividade física no local de trabalho, incentivando sempre a mudança de comportamento dele em relação a seus hábitos, ou seja: seu estilo de vida, o que proporcionará a melhora da qualidade de vida e proverá a saúde do trabalhador.

Silva (2008) destaca que iniciativas de valorização e de melhoria da qualidade de vida do trabalhador, considerando a conscientização dele, por meio de processos educativos, e da gestão de seu estilo de vida, torna-o mais saudável.

Segundo a WHO (2004):

> A alimentação pouco saudável e a falta de atividade física são as principais causas das doenças não transmissíveis mais importantes, como as cardiovasculares, a diabetes tipo 2 e determinados tipos de câncer, e contribuem substancialmente para a carga mundial de morbidade, mortalidade e incapacidade.

Para tanto, "os programas destinados a promover uma alimentação saudável e atividade física, a fim de prevenir doenças, são instrumentos decisivos para alcançar os objetivos de desenvolvimento". Diante do descrito, reconhece-se a atividade física como elemento essencial para a manutenção da saúde.

Quando se analisam as inadaptações do organismo do trabalhador e as características dos postos de trabalho, na maioria dos casos vê-se que os transtornos são evitados mediante um programa de atividade física, incluindo exercícios adaptados às características desse posto de trabalho (Lopez, 2002).

Vários autores apoiam e recomendam a prática da atividade física no ambiente de trabalho como uma das atitudes preventivas de saúde. Shephard (1996); Proper et al. (2003); Hess e Hecker (2003); Omer et al. (2003-2004); Holmstrom e Bjorn (2005); Sjögren (2005); Pereira, Lima e Ceschini (2005); Barredo e Mahon (2007); Mongini et al. (2008); Pedersen et al. (2009); Harris et al. (2009); Pereira (2009); Chau et al. (2010); Skoglund et al. (2011); Pereira (2013a) e Pereira (2013), entre outros, perceberam em seus estudos os efeitos da atividade física aplicada no trabalho sobre a saúde do trabalhador.

Segundo Kallas (2006), os programas de qualidade de vida que promovem a prática da atividade física, conscientizando os trabalhadores da importância da adoção de um estilo de vida ativo por meio da oferta de ambientes e atividades adequadas, dentro e fora do ambiente de trabalho, reduzem os custos decorrentes das doenças, proporcionam ganhos para a saúde e qualidade de vida de seus colaboradores.

Entre as várias formas de prática de atividades físicas adotadas pelas empresas nos programas de promoção da saúde e qualidade de vida, destaca-se o PGL, a modalidade da Educação Física que pode facilitar o reencontro do processo de reeducação para a saúde e tem como objetivo geral a promoção da saúde (Rodrigues, 2009).

Do ponto de vista didático-pedagógico, para o melhor entendimento e aplicação do PGL, segundo a premissa das necessidades da empresa, o objetivo geral da promoção da saúde subdivide-se em educação para saúde e prevenção de doenças, o que definirá diferentes metodologias de elaboração e aplicação do PGL, conforme descritas no Capítulo 1.

O objetivo geral da Educação em Saúde adota uma visão sistêmica do trabalhador e pretende fortalecê-lo, fornecendo-lhe informações sobre a importância de praticar atividade física de forma regular; evitar o sedentarismo; adotar hábitos saudáveis, como escolher alimentos não industrializados, com baixo índice de gordura e açúcar, bem como controlar a ingestão de álcool e o consumo de cigarro; além das vivências de práticas de atividade física que permearão, principalmente, as ações que podem ser implementadas para se evitar problemas psicossociais, como depressão, estresse, desmotivação, gerados por questões de gestão que ocorrem no ambiente de trabalho, a fim de que os trabalhadores tenham a possibilidade de mudar seu comportamento em relação ao seu estilo de vida, ao receberem uma dose diária de saúde, no local de trabalho, o que os auxiliará a aumentar ou manter sua saúde.

O objetivo geral da prevenção de doenças tem uma visão simplificada do trabalhador e pretende prevenir as principais sintomatologias, como dor e fadiga, das patologias ocorridas no ambiente de trabalho, entre as quais, DORTs, lombalgias, artrites, artroses e má circulação. Vale ressaltar que os DORTs ainda representarem 65% de todos os acidentes de trabalho e causam sérios prejuízos para toda a sociedade. Já em 1717, o doutor Ramazzini, médico italiano considerado o pai da Medicina Ocupacional, ao descrever pessoas que trabalhavam sentadas, citou "aqueles que levam vida sedentária e, por isso, são chamados de artesãos de cadeira, como os sapateiros, os alfaiates e os notários, que sofrem de doenças especiais decorrentes de posições viciosas e da *falta de exercícios*" (Ramazzini, 1992).

Apesar da divisão didático-pedagógica do objetivo geral, compreende-se que ambos fazem parte da promoção da saúde de forma interdependente e que podem ser mesclados de acordo com as particularidades das empresas. Nesse sentido, a educação para a saúde e a prevenção de doenças são muito populares, impulsionadas pelo interesse crescente pela qualidade de vida das pessoas, pela importância da minimização do sofrimento, da morbidade e da mortalidade provocadas por doenças e acidentes, bem como pela necessidade premente de controlar e reduzir os gastos com assistência médica, tanto do setor público quanto do privado (Ferreira Jr., 2000).

Os objetivos específicos estão em conformidade com os objetivos gerais da promoção da saúde, como oferecer fundamentação teórica (conhecimentos sobre saúde) e prática de

68 Excelência técnica dos programas de ginástica laboral

atividades físicas no local de trabalho (alongar, fortalecer e relaxar as regiões musculares), para que se possa encorajar os trabalhadores a assimilarem conhecimentos e vivências práticas, tornando-os autônomos em relação à prática de atividade física relacionada à saúde, não apenas durante o trabalho, mas também fora deste (Guedes e Guedes, 1995; Rodrigues, 2009; Pereira, 2013b).

Os objetivos gerais e específicos do PGL se baseiam em três dimensões que devem ser objeto de reflexão, para que se compreenda melhor a forma de conduzir o programa, bem como entender a medida da efetividade deste. São elas: dimensão política, dimensão da gestão e dimensão pessoal.

Na dimensão política, os objetivos do PGL estão sempre em conformidade com a política da empresa na qual será prestado o serviço de PGL. A política da empresa, em geral, indicará o objetivo geral do PGL, cujas dificuldades e nível de envolvimento da empresa justificarão a implantação do PGL.

Na dimensão de gestão, as questões que recebem maior atenção são o estresse, a desmotivação, a depressão, a falta de ética, a desvalorização do indivíduo e as tensões pessoais, entre outras, consideradas comportamentos perversos e predadores de que padecem os trabalhadores (Gonçalves, Gutierrez e Vilarta, 2005).

Na dimensão pessoal, os PGL levam em consideração as variáveis independentes (genética, comportamento familiar, educação e socioeconômicas), dependentes (nutrição, prática de atividade física, comportamento social) e do estilo de vida, para que esteja claro o âmbito do PGL.

Para modificar comportamentos, a literatura afirma que é necessária a união de variáveis, como informação (saber o que se deve fazer), motivação (querer fazer), habilidades (saber como fazer) e oportunidades (ter a chance de fazer) para o sucesso da mudança de comportamento (O'Donnell, 2008). Assim, o PGL deverá propiciar maior conscientização por meio de informações, oferta de uma prática de atividade física no local de trabalho e incentivo para colaborar na modificação de maus hábitos e comportamentos nocivos à saúde em relação a seu estilo de vida.

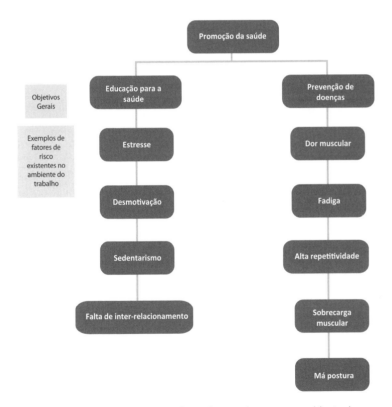

FIGURA 2.1 – Objetivos gerais segundo os riscos existentes no ambiente de trabalho.

Boxe 2.1 – Objetivos gerais e específicos do PGL

Os objetivos gerais e específicos deverão ser estabelecidos de acordo com a necessidade de cada empresa. Mas, de modo geral, obedecem aos seguintes itens:

Objetivo geral:

- Promoção da saúde (educação para a saúde e prevenção de doenças).

Objetivos específicos:

- Prevenir ou minimizar as principais sintomatologias dos DORTs (dor e fadiga).
- Combater o estresse ocupacional.
- Reduzir a desmotivação.
- Combater a má postura.
- Promover a sociabilização e a integração dos grupos de trabalho.
- Despertar o interesse pela prática de hábitos saudáveis.
- Promover mudanças de hábitos, sobretudo em relação ao sedentarismo e à alimentação saudável.

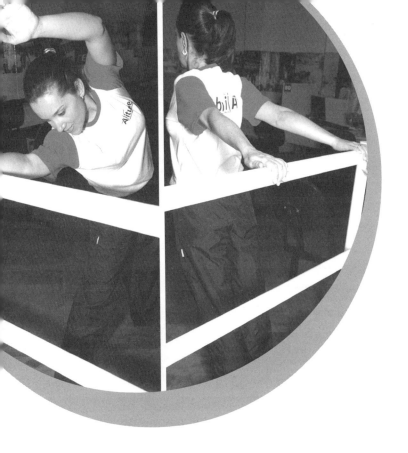

3 Conteúdos do programa de ginástica laboral

Os conteúdos do PGL discutidos e apresentados neste livro são entendidos, primordialmente, segundo o treinamento desportivo, sem deixar de lado a visão didático-pedagógica do ensino de Educação Física, que auxilia com relação aos esclarecimentos dos conteúdos de domínio do profissional da área. Nesse sentido, o movimento humano, sistematizado e organizado, é traduzido em termos que definem, entre outros conteúdos, a ginástica e os jogos como "conhecimentos" que se acredita serem necessários para o alcance dos objetivos gerais e específicos instituídos no planejamento do PGL.

Como esclarecido na introdução, por vezes, o tratamento do viés didático-pedagógico pode gerar desconforto. O motivo dessa sensação pode ocorrer segundo reflexões acerca das possíveis diferenças entre os espaços regulares de ensino e os demais setores, ou da compreensão fragmentada sobre o papel do profissional de Educação Física. Entende-se que, no espaço laboral, esse profissional também tem a educação como pilar do desenvolvimento do seu trabalho, especialmente na sua ação como promotor de saúde, o que permite a reflexão acentuada.

Na tentativa de definir metodologicamente o PGL, a tarefa de delimitação dos conteúdos que o compõem talvez seja a mais árdua. Para expor as considerações sobre os conteúdos específicos do PGL, ressalta-se que não é toda modalidade de atividade física aplicada no local de trabalho que deve ser denominada como GL.

Contudo, é pertinente esclarecermos que outras atividades corporais realizadas no ambiente laboral (como grupos de caminhada e corrida, ioga, *tai chi chuan*, entre outras), embora tidas como GL por alguns profissionais que atuam na área, não podem, a nosso ver, ser caracterizadas como tal, pois têm características metodológicas e objetivos específicos e distintos à GL. Dentro do PGL, essas variáveis foram definidas segundo os fatores de risco existentes nas corporações, e a metodologia do PGL tem como premissa atender pontualmente as particularidades de cada uma.

Esclarece-se que não se está discutindo o nível de importância dessas práticas corporais nem a relevância da sua associação ao PGL, pois ambos são muito importantes para o trabalhador. Apenas se sugere uma reflexão quanto à denominação dessas práticas, muitas vezes nomeadas de PGL, uma vez que se trata de um termo mais divulgado, conhecido e aceito comercialmente pelas empresas.

Entende-se, portanto, que o termo PGL permite argumentar que as práticas da ginástica como essência associada aos jogos podem ser consideradas conteúdos dessa modalidade. Dessa maneira, o conteúdo ginástica e jogo é aplicado de forma diversificada, sistematizada e aprofundada ao longo do planejamento do PGL, a fim de evitar a repetitividade e proporcionar o maior número possível de experiências corporais do movimento aos trabalhadores.

3.1 Descrição dos conteúdos do PGL

3.1.1 Ginástica

A ginástica, palavra que vem do termo grego *gymnastiké*, "arte de exercitar o corpo", é um conteúdo da Educação Física que pretende contribuir para o desenvolvimento de habilidades motoras, como flexibilidade e força, por meio da prática de diferentes metodologias de programas de exercícios físicos, que vão de aspectos de lazer aos competitivos (Darido e Rangel, 2005).

No Ocidente (século XIX), a execução da ginástica ganhou um foco utilitarista, passando a ser associada a questões comerciais e industriais (Soares, 1998).

Uma das referidas metodologias de programas de exercícios físicos é a GL, a qual se apropria de uma sistematização específica que tem como foco principal a saúde do trabalhador. Assim, a GL é composta por exercícios de alongamento, fortalecimento muscular e relaxamento com ênfase em flexibilidade, resistência muscular localizada, coordenação motora, equilíbrio, consciência corporal, mobilidade articular, respiração e postura.

3.1.1.1 Alongamento

Por serem úteis no alcance dos objetivos propostos pelo PGL, os exercícios de alongamento são muito adotados nas aulas de GL. Segundo Achour Jr. (2006), entre outros benefícios, esses exercícios: eliminam e/ou reduzem os encurtamentos do sistema muscular; evitam os encurtamentos do músculo tendíneo; eliminam e/ou reduzem os nódulos musculares; aumentam e/ou mantêm a flexibilidade; diminuem o risco de lesão musculoarticular; aumentam o relaxamento e a circulação sanguínea; melhoram a coordenação, a postura estática e dinâmica, levando à redução de riscos de lesão (Hess e Hecker, 2003).

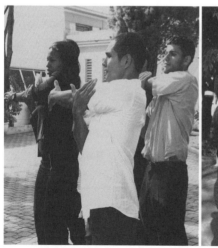
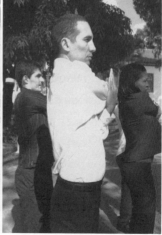

Fundamentos da flexibilidade[4]

De forma geral, a flexibilidade está relacionada à capacidade de execução dos movimentos com grande amplitude articular, que, por sua vez, está condicionada à capacidade de alongamento das estruturas musculares e tendinosas e, ainda, aos limites físicos impostos pelas articulações e pelas atividades neurais dos músculos (sejam estas voluntárias ou involuntárias).

Reis, Moro e Contijo (2003, p. 3), ao estudarem a importância da manutenção nos níveis de flexibilidade de indivíduos que trabalham sentados na indústria têxtil, afirmaram que "a postura sentada, aliada à falta de atividade física, é um fator crucial na perda da flexibilidade e, consequentemente, no surgimento de lombalgia". Os autores ainda assinalam que:

> Através da manutenção de uma boa flexibilidade nas principais articulações se verifica uma grande melhoria nas dores, pois quanto mais flexível for, menor terá propensão a incidência de dores musculares". (Reis, Moro e Contijo, 2003, p. 5)

Existem alguns fatores que afetam a amplitude de movimento e, consequentemente, a flexibilidade, como: a) os graus de liberdade permitidos pela articulação (ou a geometria estrutural articular); b) os tecidos moles que estão ao redor da articulação (pele, ligamentos, músculos e tendões) (Achour Jr., 2006; Plowman e Smith, 2009). Para Achour Jr. (2006, p. 171), a flexibilidade é limitada pelos seguintes fatores: formato das superfícies articulares; adesões, contraturas e cicatrizes nos

---

[4] por Rafael Pombo.

Excelência técnica dos programas de ginástica laboral

tecidos moles; componentes contráteis; ligamentos e tendões; tecido conectivo; e restrição neural.

Tipos de flexibilidade

A flexibilidade pode ser diferenciada em: geral ou específica; ativa ou passiva; estática ou dinâmica.

- *Flexibilidade geral*: tem como característica a grande extensão dos principais sistemas articulares (como a cintura escapular, os quadris e a coluna vertebral).
- *Flexibilidade específica*: refere-se a determinadas articulações que são específicas de uma modalidade ou de uma prática laboral.
- *Flexibilidade ativa*: é caracterizada pela maior amplitude conseguida em uma articulação com a contração dos agonistas. Não há a influência de fatores externos (ou do ambiente). Para Platonov (2008, p. 646), "o controle da flexibilidade ativa ocorre pela avaliação quantitativa da capacidade de realização de exercícios de grande amplitude por conta da atividade dos músculos esqueléticos".
- *Flexibilidade passiva*: caracteriza-se pela maior amplitude conseguida em uma articulação com auxílio externo (esta sempre apresenta maiores ângulos que a ativa).
- *Flexibilidade estática*: consiste na manutenção de um estado de alongamento por um determinado período de tempo. Para Plowman e Smith (2009), consiste na ADM em uma articulação, desconsiderando a velocidade e a facilitação para conseguir essa amplitude.
- *Flexibilidade dinâmica (ou balística)*: resistência ao movimento em uma articulação que afetará a facilidade e a

rapidez com que uma articulação consegue movimentar-se através da ADM. É responsável pela resistência ao alongamento e importante quando se considera a condição de saúde ou de doenças das articulações, como a artrite (Plowman e Smith, 2009).

Relação entre flexibilidade e tônus muscular

A relação entre o tônus muscular e a flexibilidade também passa a ser um aspecto importante quando pensamos na implementação de um programa de GL que contemple essa capacidade.

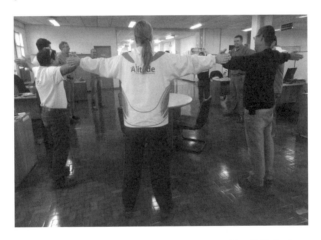

O tônus muscular relaciona-se com a flexibilidade a partir do momento em que a capacidade de alongamento de um determinado músculo passa a ser relativizada de acordo com a sua tonicidade. Dessa forma, o desenvolvimento da flexibilidade é afetado positivamente quando a tonicidade é reduzida, o que promoverá maior capacidade de relaxamento do músculo em questão. Esse mecanismo é explicado por Weineck (1999, p. 473) da seguinte forma:

O tônus muscular e a capacidade de relaxamento desempenham um importante papel na capacidade de alongamento do mesmo; um grande tônus muscular e reduzida capacidade de relaxamento constituem resistência para o alongamento do músculo, limitando sua flexibilidade.

Para Weineck (1999), outro conceito que pode ser associado à concepção do trabalho de flexibilidade na GL está relacionado à ação dos fusos musculares (cujas funções foram descritas anteriormente), como:

- *Fadiga*: após um longo período de tempo submetido a carga física, os músculos apresentam, teoricamente, um quadro de fadiga que aumenta a sensibilidade dos fusos musculares.
- *Sensibilidade dos fusos musculares*: no período da manhã, os fusos musculares apresentam-se mais sensíveis.

Assim, sob essas duas condições, tem-se as seguintes generalizações:

- *Fadiga*: recomenda-se o não estímulo, visando à flexibilidade. Deve-se optar por exercícios que não tenham essa ênfase.
- *Sensibilidade dos fusos musculares*: para atividades de GL no período da manhã, recomendam-se atividades com aquecimento prévio, principalmente para exercícios que se caracterizam por grandes amplitudes articulares.

O aquecimento é definido por Di Alencar e Matias (2010, p. 230) como "todas as medidas que servem como preparação para a atividade, seja para o treinamento ou para competição, cuja intenção é a obtenção do estado ideal físico". Para Achour Jr. (2006, p. 178), o aquecimento tem importante influência no desempenho humano e, consequentemente, na prática da GL, pelos seguintes efeitos: aumenta a velocidade de condução nervosa; aumenta o transporte do calor via circulação cutânea; aumenta a sensibilidade do OTG, que contribui significativamente para o relaxamento do músculo esquelético.

Dessa forma, o aquecimento "deve ser progressivo e gradual e proporcionar intensidade suficiente para aumentar as temperaturas musculares e centrais sem produzir fadiga nem reduzir as reservas de energia" (Di alencar e Matias, 2010, p. 231).

Soares (2003), ao estudar o trabalho preventivo de lesões de judocas, afirma que, em relação à redução na incidência de lesões, deve-se condicionar o tecido conjuntivo para que este suporte maior sobrecarga ao longo do tempo. A autora faz, ainda, outras considerações acerca da prevenção de lesões musculares, como a necessidade de aquecimento antes das rotinas de exercícios, o aumento progressivo da intensidade dos exercícios durante o aquecimento e o equilíbrio que deve haver entre ADM e produção de força nos músculos.

Flexibilidade e profilaxias

A flexibilidade, invariavelmente, é relacionada à profilaxia de distúrbios posturais e desequilíbrios musculares e tendinosos. Segundo Weineck (1999, p. 472):

O desenvolvimento ideal da flexibilidade leva a uma maior elasticidade, mobilidade e capacidade de alongamento dos músculos, ligamentos e tendões; isto contribui para o aumento da tolerância à carga e para a profilaxia de lesões.

Para Alli e Navarro (2004), o alongamento estático relaciona-se com a profilaxia de lesões por melhorar a componente elástica do músculo e, consequentemente, a sua capacidade de alongamento. Para esses autores, o desenvolvimento da flexibilidade apresenta as seguintes vantagens: melhoria quantitativa e qualitativa na execução dos movimentos; melhoria da capacidade de coordenar os movimentos e das questões relacionadas à aprendizagem motora (e o aprimoramento de esquemas motores já existentes); melhoria das capacidades físicas, como a força e a velocidade, por exemplo; melhoria nos níveis de cansaço (indivíduo retardando o tempo até a fadiga).

Braccialli e Vilarta (2000), ao estudarem orientações para a prevenção de problemas posturais em crianças, apontaram a necessidade dos alongamentos globais (com número reduzido de repetições, mas de forma prolongada), executados antes de qualquer outra atividade física, como forma de manutenção da flexibilidade global dos indivíduos. A partir de então, a manutenção de níveis ótimos de flexibilidade global passa a ser fundamentada quando da manutenção ou melhoria das condições posturais dos indivíduos, que podem ser o gatilho para o desenvolvimento de patologias em outras articulações.

Assim, não é dificultoso o trabalho de associar o PGL às afirmações de Braccialli e Vilarta (2000). Característica citada também por alguns outros autores (Alli e Navarro, 2004; Weineck,

1999), a profilaxia atribuída ao desenvolvimento da flexibilidade apresenta-se de grande valia quando da elaboração de um PGL, principalmente por enfatizar aspectos como a proteção das articulações e a otimização de outras capacidades físicas (como a força).

Relação entre flexibilidade e força

Para Weineck (1999), quanto maior o desenvolvimento da capacidade de flexibilidade, maior a produção de força pelo grupamento muscular.

Os fatores biomecânicos são considerados a partir do momento em que há o aumento do comprimento do músculo (aumenta a energia elástica armazenada) e, consequentemente, um maior número de fibras musculares pode alongar-se e até o encurtamento muscular produzir maiores índices de força.

Por sua vez, quanto menor a capacidade que um músculo tem de se alongar, menor a força que ele poderá produzir (Alli e Navarro, 2004; Weineck, 1999).

Vantagens do (e para o) desenvolvimento da flexibilidade

Muitas foram as vantagens apresentadas, até então, que apontam a flexibilidade como um importante elemento quando da elaboração de um PGL. Weineck (1999, p. 482-483) relaciona, ainda, os seguintes aspectos que devem ser levados em conta:

- O alongamento pode ser feito em qualquer lugar, independentemente de aparelhos específicos.
- Pode ser feito por "conta própria", prática que pode ser estendida para o domicílio do trabalhador.

- O alongamento desfaz tensões musculares e alonga os músculos que sofreram encurtamento, otimizando o tônus muscular.
- A profilaxia de lesões, fator discutido anteriormente, se dá, entre outros fatores, pela melhoria do componente elástico e da capacidade de alongamento conferida ao músculo.
- O aumento da flexibilidade é um processo gradual, em que os resultados não serão apresentados de forma instantânea. Assim, torna-se necessária a aplicação constante desse tipo de estímulo.
- O alongamento deve ser executado, segundo o autor, não apenas antes da atividade, mas também depois.
- As técnicas de alongamento que têm como ênfase a ADM são mais eficazes que aquelas que favorecem a velocidade de execução dos movimentos (Weineck, 1999, p. 488).
- O método de alongamento deve ser individualizado, respeitar os limites anatômicos de cada participante e, ainda, corresponder às necessidades balizadas na avaliação do ambiente de trabalho.

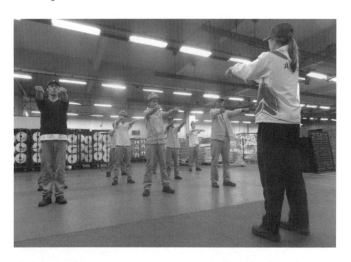

3.1.1.2 Fortalecimento muscular

A importância do treinamento de força deve-se ao fato de este ser um componente integral na elaboração de um programa de saúde reconhecido e promovido pela maioria das organizações de saúde, como: American College of Sports Medicine, American Heart Association, Centers for Disease Control and Prevention e US Surgeon General's Office (Pate, 1995).

Fundamentos da força

A força muscular é uma capacidade física definida por Fleck e Kraemer (1999, p. 20) como a "quantidade máxima de força que um músculo ou grupo muscular pode gerar em um padrão específico de movimento em uma determinada velocidade de movimento". Para Weineck (1999), o conceito de força deve ser considerado, inicialmente, sob dois aspectos: o de força geral e o de força específica.

Força geral é a "força de todos os grupos musculares" (Weineck, 1999, p. 224), independentemente da capacidade funcional de um indivíduo. Por sua vez, a força específica pode ser facilmente verificada nos padrões de movimentos executados por um trabalhador em uma linha de produção, situação na qual o movimento é repetido por diversas vezes, exigindo determinados níveis de força dos diferentes músculos envolvidos na ação.

Cada tipo de movimento exige níveis de força diferentes, dos movimentos mais simples, que envolvem uma sobrecarga baixa ou não demandam a coordenação simultânea de diversos grupos musculares, aos movimentos realizados com grandes sobrecargas ou que exigem a coordenação de diferentes

84 Excelência técnica dos programas de ginástica laboral

grupos musculares. A produção de força é garantida pelas proteínas contráteis do músculo esquelético (actina e miosina), as quais, a partir do gasto de energia (proveniente da quebra da molécula de ATP), provocam o encurtamento do comprimento do músculo e, dependendo do número de unidades motoras (UMs) recrutadas, produzem-se maiores ou menores níveis de força, mecanismo que será discutido posteriormente.

Entre as possibilidades de manifestação das forças, são referidos basicamente três tipos na literatura:

- *Ação muscular concêntrica*: ação muscular na qual ocorre o encurtamento do músculo em questão. Fleck e Kraemer (2006) apontam que o termo contração é adequado para esse tipo de ação muscular.
- *Ação muscular excêntrica*: ação muscular na qual os músculos envolvidos estão se alongando, porém de maneira controlada em razão da presença de sobrecarga. Para Fleck e Kraemer (2006, p. 20), "na maioria dos exercícios, a gravidade puxará o peso de volta à posição inicial de um exercício", e, para contrapor a sobrecarga nessa direção, os músculos devem se alongar (durante a contração) controladamente.
- *Ação muscular isométrica*: ação muscular na qual os músculos ativados não geram movimento, e a força é produzida sem que haja alterações na amplitude articular. A sobrecarga utilizada nesse tipo de exercício é mantida de forma estacionária.

Com a implantação das linhas de montagens (desenvolvidas por Henry Ford), os benefícios às empresas são evidentes (como melhor aproveitamento e maior especialização da mão de obra), porém implicam alguns "problemas" para os trabalhadores (como a sobrecarga de determinadas articulações ou a manutenção de uma mesma postura durante um período prolongado de tempo).

Antes de explorar a temática da força muscular e as possíveis adaptações a estímulos com essas características, é importante descrever alguns conceitos como forma de direcionamento pedagógico. As ações musculares, ou contrações musculares, podem ser classificadas, entre outras formas, de acordo com a fase de encurtamento ou alongamento do músculo em questão e, consequentemente, de acordo com o afastamento ou o encurtamento entre as extremidades ósseas, conforme apresentado a seguir.

É importante ressaltar que o sistema muscular não é responsável apenas pelos movimentos corporais, mas também por manter a posição do corpo – mais especificamente do esqueleto – e as distâncias entre os ossos (Dangelo e Fattini, 2007). Ou, ainda, esse conjunto de músculos esqueléticos é responsável pela manutenção da postura corporal (ou de sua estabilidade), como assinala Enoka (2000, p. 238), que caracteriza a atividade postural como "automática e específica para a tarefa e não requer uma ativação voluntária (consciente) do músculo pelo sistema nervoso para manter a estabilidade do sistema".

Quanto à viabilidade e possibilidade do desenvolvimento da força máxima do indivíduo, dificilmente esta será o objetivo de um programa de treinamento de força na GL, principalmente pelos fatores relacionados à estrutura (física) e ao tempo necessários para tal atividade.

Já o trabalho de resistência de força pode ser ora com maiores, ora com menores intensidades, bem como apresentar variações no volume dos exercícios (tanto do número de repetições como do número de séries) e nas pausas adotadas para cada exercício.

A ação isométrica

Durante a ação isométrica, não há aumento ou diminuição no comprimento do músculo exercitado. Geralmente os estímulos que atendem a esse tipo de ação envolvem aparelhos estáticos e indeformáveis, de modo a manterem a sua estrutura mesmo que a ação contrátil chegue aos níveis máximos de força do executante.

Para Fleck e Kraemer (1999), os aumentos de força a partir de contrações isométricas se dão por fatores como: o número de ações realizadas; a frequência do treinamento (ou estímulo); o tipo de sobrecarga (máxima ou submáxima); a duração das ações musculares.

Para McArdle, Katch e Katch (2011, p. 527), o exercício isométrico "proporciona uma sobrecarga muscular e aprimora a força", além de ser considerado uma boa técnica para reabilitação e fortalecimento de um grupo muscular em um determinado ângulo na ADM. Uma ressalva deve ser feita à execução dos exercícios isométricos, no que se refere ao aumento da pressão arterial sistólica (PAS). Esse aumento, provocado por um bloqueio do fluxo sanguíneo e pelo aumento da resistência vascular periférica, pode desencadear, segundo Brum et al. (2004), um aumento rápido da PAS, o que deve ser evitado em indivíduos com resposta hipertensiva ao exercício.

Conteúdos do programa de ginástica laboral **87**

As ações musculares sobre tensão constante

As ações musculares diante de tensões constantes (ou isotônicas), ou com a resistência invariável, envolvem o ciclo de contração e relaxamento do músculo esquelético. Dessa forma, há a exigência, por parte do músculo estriado esquelético, de tensões no sentido de encurtamento (contração concêntrica) e de alongamento (contração excêntrica) do músculo.

Para Fleck e Kraemer (1999), tais ações musculares estão relacionadas com: a) melhorias do desempenho motor (seja em tarefas simples ou em habilidades motoras específicas de algumas modalidades); b) aumento da força muscular; c) alterações na composição corporal, com pequenos aumentos da massa corporal magra (o que não reflete em diminuição do peso corporal).

Em um PGL, os exercícios com tensão constante (isotonia) podem ser desenvolvidos individualmente, em duplas ou em trios (ou, por vezes, com maior número de participantes), e podem contar ou não com diferentes tipos de materiais, enfatizando diferentes grupos musculares. Esses materiais podem ser tradicionais, como os halteres, os elásticos, os bastões e as bolas, ou feitos de matéria reciclada, como garrafas plásticas ou câmaras de ar de pneus velhos.

A ideia da sobrecarga progressiva

Após um determinado tempo sendo estimulado da mesma forma (mesmos exercícios, com mesmo volume e intensidade), o corpo apresenta alguns ajustes, tendendo a manter-se nesse "platô" até que o estímulo seja alterado.

88 Excelência técnica dos programas de ginástica laboral

No treinamento desportivo, alguns princípios são apresentados como balizadores de um planejamento (ou periodização):

- princípio da individualidade biológica;
- princípio da sobrecarga;
- princípio da especificidade;
- princípio da adaptação;
- princípio da proporcionalidade;
- princípio da continuidade.

Surge, portanto, o questionamento sobre a relevância da aplicação desses conceitos quando o foco está voltado para um PGL.

O princípio da especificidade tem sua importância apontada por Weineck (1999, p. 36), quando da aplicação dos estímulos para um "perfil característico quanto à coordenação e ao condicionamento" de movimentos específicos. Esse princípio nos remete a uma reflexão sobre a prática (ou a atividade) de um determinado grupo de empregados para que se compreenda toda a cadeia de movimentos executada por esse grupo e, dessa forma, elaborar as séries de exercícios que enfatizem o fortalecimento ou o relaxamento dos músculos envolvidos.

Weineck (1999) aponta o princípio da sobrecarga progressiva como uma busca pela constante elevação dos parâmetros referentes às capacidades físicas dos indivíduos envolvidos. Dessa forma, há que se priorizar o aumento progressivo da sobrecarga (ou do nível de exigência), à medida que os indivíduos vão se tornando capazes de suportar essa sobrecarga (Fleck e Kraemer, 1999).

Podemos elucidar, portanto, algumas possibilidades:

a) Caso a sobrecarga seja mantida, o indivíduo mantém-se em um determinado platô de rendimento.
b) Se a sobrecarga for aumentada, há a possibilidade de aumento das capacidades funcionais desse indivíduo.
c) Se a sobrecarga for diminuída (ou cessada), há a consequente diminuição do rendimento.

A adaptação do músculo esquelético

No universo da GL, a adequação de um programa de treinamento de força tem uma grande relevância, principalmente ao levarmos em conta os aspectos benéficos das atividades físicas, sobretudo aquelas para as quais o organismo deve vencer uma resistência maior que a de costume.

Gollhofer (2006, p. 346) afirma que:

> A melhoria da ativação muscular eferente voluntariamente produzida e associada com exercício agudo e treinamento crônico tem sido referida como alteração nas características de recrutamento ou no padrão de frequência dos motoneurônios envolvidos. Existe consenso de que as alterações na força máxima podem ser alcançadas seja pela melhoria do potencial protéico muscular, como consequência de hipertrofia e/ou hiperplasia, ou pelas adaptações funcionais no controle neuronal da musculatura.

Entende-se, a partir da afirmação do autor, que a melhoria na produção de força por um determinado grupo muscular pode ser decorrente tanto da hipertrofia muscular (que não constitui um elemento central dos programas de atividades físicas relacionados à saúde) como da melhoria do controle neuronal desse grupo muscular, ou do padrão de recrutamento de suas unidades motoras. Dangelo e Fattini (2007, p. 45) afirmam que:

> quanto maior for o número de fibras, mais forte será o músculo; do mesmo modo, quanto maior for o comprimento da fibra muscular, maior será a capacidade de contração do músculo ao qual pertence.

A melhoria do controle neuronal dos grupos musculares está condicionada às variabilidades no estímulo aos quais esses são submetidos, principalmente quando nos remetemos à variabilidade desses estímulos.

Weineck (1999) e Medeiros e Sousa (2009) apontam que o treinamento de força induz respostas neurofisiológicas do organismo em relação aos estímulos que estão sendo impostos. Essas adaptações estão relacionadas diretamente à melhoria das coordenações intramuscular e intermuscular, que proporcionarão, inicialmente, altos índices de ganho de força. Para Maior e Alves (2003, p. 162):

> No início do treinamento de força, ocorre o desenvolvimento da coordenação intramuscular e intermuscular, consequentemente o desenvolvimento da sincronização (quando todas as fibras

musculares são recrutadas ao mesmo tempo), nível de estimulação neural e recrutamento de unidades motoras. Após a ocorrência dessas adaptações de níveis neurais, dá-se início aos fatores hipertróficos. Assim torna-se prescindível a ocorrência das adaptações neurais e, consequentemente, ganhos de força.

A coordenação intermuscular é expressa na relação entre agonista e sinergista, e sua melhora traz, como benefícios aos movimentos, a melhor interação entre os grupos musculares e a economia de energia para a realização deles (Marques Jr., 2005). O aperfeiçoamento da coordenação intermuscular é apontado por Medeiros e Sousa (2009, p. 103) quando a "ação de negativa interferência dos músculos antagonistas é inibida durante a realização de um específico movimento". Weineck (1999, p. 241) complementa que se trata da "melhoria da coordenação dos grupos musculares participantes de um determinado movimento em que tanto agonistas quanto antagonistas desempenham um importante papel".

A coordenação intramuscular passa a ser um fator importante quando da concepção de estímulos que envolvam aumento da força muscular, principalmente quando esse aumento é observado em curtíssimo período de tempo após o início do estímulo. Esse tipo de coordenação caracteriza-se pelo aumento da sincronização das unidades motoras, que permite maior produção de força em menor tempo e de forma mais coordenada (Marques Jr., 2005).

Para Weineck (1999), um curto período de tempo não é suficiente para que haja um aumento da massa muscular (ou

92 Excelência técnica dos programas de ginástica laboral

hipertrofia). Esse aumento da força, portanto, é atribuído à melhoria da coordenação intramuscular, a uma melhor inervação intramuscular, que pode mobilizar um maior número de fibras musculares de forma simultânea. Concomitantemente à melhoria da coordenação intramuscular, há a melhoria da coordenação intermuscular, que aumenta a eficiência do movimento, conforme já descrito.

A prática de atividades físicas, sistematizadas ou não, induz o organismo à realização de ajustes metabólicos diante do estímulo aplicado. Diante de estímulos sistematizados e que se baseiam nos princípios do treinamento desportivo (descritos anteriormente), busca-se uma continuidade nesse processo de juste e, depois, a adaptação aos esforços (ou sobrecargas).

Silva (2004) traz um importante balizamento para a montagem e o aperfeiçoamento de um modelo de treinamento de força, como: a criação de séries de exercícios específicos; a definição de metas pessoais; e a realização de avaliações periódicas.

A adaptação à sistematização dos estímulos que envolvam o ganho de força pode ser tanto de origem metabólica (como a otimização das vias de produção de energia) como de origem neuromotora (como a melhoria do padrão de recrutamento de UMs, decorrente da melhoria na inervação dos músculos).

Boff (2008, p. 112) afirma que, quando tratamos da adaptação das fibras musculares, entende-se que são:

> induzidas pela prática de exercício envolvem aspectos importantes como adaptação no metabolismo oxidativo, aumento no número e tamanho das mitocôndrias, aumento na expressão e na atividade

de enzimas do metabolismo energético de vias bioquímicas como glicólise, glicogenólise, ciclo de Krebs, aumento na capacidade de armazenamento de substratos energéticos e na síntese protéica. Todos estes mecanismos são fisiológicos e bioquímicos envolvidos na captação e oferta de oxigênio. Estas adaptações estão diretamente envolvidas na função mecânica da fibra muscular convergindo para a melhora da contração e na geração de força, portanto, permitindo assim que as fibras da musculatura esqueléticas se adaptem ao estímulo.

Os ganhos provocados pelo treinamento de força vão desde a simples melhoria da capacidade de executar uma determinada tarefa até o fortalecimento local e generalizado dos músculos, em consonância com os objetivos propostos por Figueiredo e Mont'Alvão (2005), que são o de minimização das dores dos trabalhadores e auxílio na prevenção de dores.

Os parâmetros fisiológicos e bioquímicos surgem como importantes adaptações no músculo esquelético, por permitirem que as fontes energéticas aumentem a capacidade de produção de energia, seja pela degradação completa ou incompleta, por exemplo, da molécula de glicose.

A otimização das vias metabólicas também está relacionada à economia dos seus substratos, em que o processo de produção de energia a partir da glicose, por exemplo, se dá por via aeróbia (presença do oxigênio) em detrimento da via anaeróbia (ausência do oxigênio). A produção de energia proveniente da degradação da molécula de glicose pela via aeróbia passa a ser um aspecto vantajoso em relação à via anaeróbia, pois nesta a quebra da glicose (ou glicólise) tem, como produto final, a molécula de lactato, que, em altas concentrações no músculo esquelético, diminui o pH intramuscular e, com isso, acelera o processo de instalação da fadiga (Thibodeau e Patton, 2002).

Vale, Novaes e Dantas (2005), quando afirmam que o treinamento de força é importante para indivíduos idosos, pautam-se em questões como a preservação e a melhoria da autonomia desses indivíduos. Os autores citam, ainda, a melhoria de aspectos como a mobilidade (seja esta articular ou extrapolando os conceitos de capacidades funcionais) e o contrabalanceamento da fraqueza e da fragilidade muscular.

Entende-se, portanto, que, quando aplicamos esses conceitos à concepção de um PGL, a força aparece como uma capacidade imprescindível à melhoria funcional dos praticantes. Essa melhoria pode estar relacionada a um menor índice de lesões e à melhor execução das tarefas diárias (considerando-as fora do ambiente corporativo).

3.1.1.3 Relaxamento

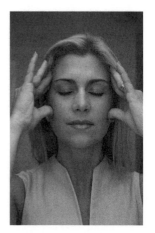

A literatura corrobora que a prática regular de exercícios que promovam o relaxamento pode exercer extraordinário efeito sobre a saúde, a capacidade de concentração e de pensamento, a estabilidade emocional e a capacidade produtiva, tanto em termos qualitativos como quantitativos.

Tais práticas são adotadas na forma de massagem, automassagem, exercícios respiratórios e meditação (Lima, 2007), e podem servir para eliminar não só as tensões geradas pelo trabalho e proporcionar o consequente relaxamento muscular, como também eliminar os resíduos metabólicos, como o ácido lático (Maciel, 2008).

No Brasil, Cañete (1995) conduziu uma pesquisa com cinco empresas do Rio Grande do Sul e concluiu, por meio de entrevista com funcionários de diferentes níveis hierárquicos, que a GL reduz significativamente as dores e a fadiga, pois resulta em relaxamento e descontração.

3.1.2 Jogos[5]

O propósito desta seção é contribuir para o esclarecimento de questões voltadas aos jogos. Um dos conteúdos adotados pelos profissionais de GL para poder agregar valor ao seu trabalho e diversificar as atividades realizadas, com o intuito de manter a motivação dos trabalhadores em participar de suas aulas, é a prática de atividades lúdicas, sobretudo por meio da adoção de jogos. Contudo, infelizmente, ainda há entre os profissionais da área uma falta de clareza quanto à definição, aos objetivos e à aplicabilidade dessas atividades.

3.1.2.1 Lúdicos ou jogos cooperativos: conteúdos no ambiente de trabalho?

O lúdico tem sua origem na palavra latina *ludus*, que quer dizer jogo, divertimento. Nos dicionários, seu significado é: que tem o caráter de jogo, brinquedo e divertimento; que

---

[5] por Marcos Maciel.

tem o divertimento acima de qualquer propósito; o simples prazer de fazer algo.

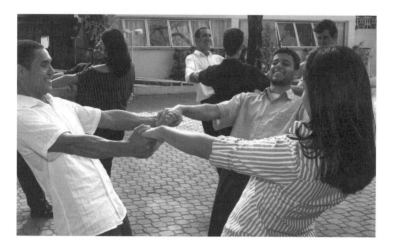

Segundo Gomes e Elizalde (2012, p. 65), as "experiências lúdicas sempre integraram as culturas humanas". Para Silveira (2012), essas atividades podem ser entendidas como uma manifestação cultural que se caracteriza por divertir e entreter o indivíduo que dela participa. É, por essência, uma prática lúdica na qual a participação busca ser prazerosa e produzir no indivíduo ou na sociedade um movimento de mudança positiva, de renovação, um revigorar da mente ou do corpo, ou ainda de ambos.

Contudo, segundo Gomes (2004), com relação ao vocábulo lúdico, apesar de frequentemente utilizado na língua portuguesa, sua compreensão e seus significados se constituem em um ponto obscuro.

Gomes (2004, p. 145) entende o lúdico como:

Expressão humana de significados da/na cultura referenciada no brincar consigo, com o outro, com o contexto. Por essa razão, o lúdico reflete as tradições, os valores, os costumes e as contradições presentes em nossa sociedade. Assim, é construído culturalmente e cerceado por vários fatores: normas políticas e sociais, princípios morais, regras educacionais, condições concretas de existência.

Ainda segundo essa autora, como linguagem humana, o lúdico pode manifestar-se de diferentes formas (oral, escrita, gestual, visual, artística, entre outras) e ocorrer em todos os momentos da vida (no trabalho, no lazer, na escola, na família, na política, na ciência, entre outros), e não somente durante a infância. Contudo, "as práticas culturais não são lúdicas em si, mas a interação do sujeito com a experiência vivida é que possibilita o desabrochar da ludicidade" (Gomes, 2004, p. 145).

Os jogos, como manifestação do lúdico, são reconhecidos desde a Antiguidade como parte das manifestações culturais e propiciam diferentes interpretações. A palavra jogo vem do latim *jocus* e significa brincadeira, divertimento, zombaria, desafio, representação. Dessa maneira, este texto contempla a ludicidade que se destina a promover o entretenimento e o divertimento.

As funções gerais do jogo são descritas como lúdica e educativa. Na função lúdica, o jogo propiciará a diversão, o prazer; e na função educativa, ensinará aos trabalhadores, ampliando seu saber, seus conhecimentos e provendo reflexões sobre o seu papel no mundo (Kishmoto, 2001).

Como meio de promoção da ludicidade por meio dos jogos, o canadense Terry Orlick desenvolveu, na década de 1970, o conceito de jogos cooperativos (JC) como meio alternativo ao enfoque competitivo dado aos jogos/esportes. Os JC foram classificados em diversas categorias, cujas principais são: cooperação, aceitação, desenvolvimento e diversão. Orlick questionou as regras dos jogos tradicionais e adaptou-as de forma a permitir uma maior participação das pessoas, retirando a ênfase da competição exacerbada. Ele incorporou uma nova filosofia, que é eliminar o confronto de "jogar uns contra os outros", passando a enfatizar de "jogar uns com os outros", reforçando atitudes positivas por meio da comunicação e da criatividade, estimulando todos a alcançarem objetivos comuns.

O surgimento dos JC, segundo Brotto (2001, p. 4), é decorrente da:

> preocupação com a excessiva valorização dada ao individualismo e à competição exacerbada, na sociedade moderna, mais especificamente na cultura ocidental. Considerada como um valor natural e normal na sociedade humana, a competição tem sido adotada como uma regra em praticamente todos os setores da vida social. Temos competido em lugares, com pessoas e em momentos que não precisamos, e muito menos deveríamos. Temos agido assim, com se esta fosse a única opção.

Os principais objetivos e características dos JC, segundo Moreti e Ravagnani (2003), são: a) agir em conjunto para superar um desafio ou alcançar uma meta; b) buscar a eliminação do confronto; c) eliminar as distâncias pessoais;

d) desenvolver as atividades sempre COM não CONTRA; e) superar desafios sem derrotar adversários. Ainda segundo esses autores, as atividades que privilegiam os aspectos cooperativos são importantes porque contribuem para o desenvolvimento da percepção de pertencer a um grupo:

> Trabalhar com noções de respeito, fraternidade e solidariedade de forma lúdica é altamente compensatório, levando à possibilidade de percepção da interdependência entre as pessoas. (...) são estruturados com vistas a diminuir pressão para competir, reduzindo comportamentos destrutivos, promovendo a interação e a participação de todos, deixando aflorar a espontaneidade e a alegria de jogar. São jogos que unem as pessoas, levam-nas a compartilhar, eliminam o medo do fracasso e reforçam a confiança da pessoa em si mesma e nos outros; todos podem ganhar e ninguém precisa perder. Dessa forma, os jogos resultam no envolvimento de todos os membros do grupo. (Moreti e Ravagnani, 2003, p. 73)

Para Brotto (1999), os JC apresentam elevada sinergia social, isto é, alto grau de cooperação e harmonia interpessoal em uma sociedade. O maior benefício desses jogos é o sucesso mútuo, caracterizando-se por serem divertidos para todos, pois todos têm sensação de vitória; há mistura de grupos que brincam juntos; todos participam e ninguém é rejeitado ou excluído. Os jogadores aprendem a ter senso de unidade e a compartilhar o sucesso, desenvolvendo a autoconfiança. A habilidade de perseverar diante das dificuldades é fortalecida, e para cada um o jogo é um caminho de coevolução.

Por sua vez, os jogos competitivos são divertidos apenas para alguns. A maioria tem a sensação de derrota; alguns são excluídos por falta de habilidade; aprende-se a ser desconfiado; os perdedores ficam de fora e simplesmente se tornam observadores do jogo. Os participantes ficam felizes quando algo de ruim acontece aos oponentes. Há pouca tolerância à derrota, o que desenvolve em alguns um sentimento de desistência diante das dificuldades. Observa-se nos jogos competitivos baixa sinergia e alto nível de frustração.

Ao se refletir sobre a proposta dos JC, entende-se que estes já denotam um caráter lúdico, sendo, portanto, redundante dizer "jogos lúdicos e cooperativos". Contudo, seria possível desenvolver os jogos cooperativos nos momentos destinados às aulas de GL?

Ao focar o que a literatura reconhece como dimensão dos efeitos conquistados por meio dos jogos no ambiente de trabalho, encontram-se divergências e a complexidade é percebida. Dessa maneira, para alguns pesquisadores, os jogos são uma poderosa ferramenta para a humanização do ambiente de trabalho, além de proporcionarem oportunidades de aprendizagem de valores essenciais para a convivência no mundo contemporâneo: amizade, cooperação, solidariedade, respeito às diferenças, união e ética, os quais transcendem os resultados biológicos e promovem benefícios sociais. Tais valores são extremamente importantes para transformar as organizações em ambientes mais saudáveis, tornando as pessoas mais felizes, satisfeitas e produtivas (Frangakis et al., 2008).

Para outros pesquisadores, deve-se ter o cuidado no tratamento desse assunto, pois é utópico dizer que essas atividades detêm o poder de transformar o ambiente de trabalho caso as relações entre o empregador e os empregados não sejam harmônicas, o que raramente vai acontecer, em virtude da disputa da «mais valia», ou seja, a exploração das relações do trabalho, condições e salários dignos, satisfação organizacional (Maciel, 2009).

Entende-se que, se essas atividades forem implementadas por meio de ações sistematizadas por políticas institucionalizadas associadas às questões descritas anteriormente, podem contribuir para promover uma melhoria nas relações interpessoais e «trabalhistas». Porém, é pertinente ressaltar que, para que essas atividades alcancem os objetivos e os benefícios almejados, sugere-se que esse conteúdo seja comprometido com os processos didático-pedagógicos, e nunca banalizado, aplicado de forma descontextualizada e improvisada.

Infelizmente, essa é a realidade que se encontra em diversas empresas, onde profissionais de GL têm "vendido a imagem" e adotado esse conteúdo como parte da GL, o que discordamos, pois isso a descaracteriza metodologicamente. Acreditamos que tais atividades podem ser associadas à GL, agregando valor ao trabalho realizado pelo profissional no ambiente corporativo.

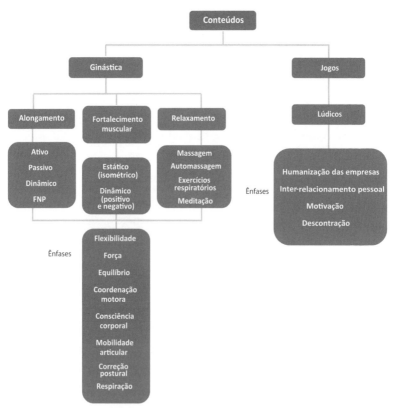

FIGURA 3.1 – Conteúdos, tipos e ênfase do PGL.

Boxe 3.1 – Dicas sobre os conteúdos da GL

- Os conteúdos devem ser mantidos durante toda aula ou podem ser combinados, dependendo do objetivo do plano de aula.
- A seleção dos conteúdos deve considerar o que satisfaz as necessidades do grupo de trabalhadores. A adesão a uma prescrição de exercícios é mais provavelmente obtida quando se satisfaz os objetivos e as necessidades do grupo e está baseada em princípios e modelos teóricos científicos (Bandy e Sanders, 2003).

Continua

Continuação

- A seleção dos conteúdos deve estar de acordo com o inter-relacionamento dos princípios do treinamento desportivo, como: Princípio da Individualidade Biológica, da Adaptação, da Sobrecarga, da Continuidade, da Interdependência Volume-Intensidade (Tubino, 1984), da Especificidade (Dantas, 1995), da Variabilidade e da Saúde, totalizando oito princípios (Gomes da Costa, 1996).

- A seleção dos conteúdos e a prescrição dos exercícios devem levar em conta a intensidade, a duração, a frequência, o volume, a evolução, a motivação, a satisfação, a segurança e a preservação da integridade do trabalhador, assegurando a eficiência do PGL.

- Sugere-se que as aulas de massagens (com várias estratégias e materiais) e de jogos lúdicos sejam realizadas de 15 em 15 dias, alternadamente.

Boxe 3.2 – O que, de maneira geral, os conteúdos devem promover

- Fortalecimento das cadeias musculares enfraquecidas.
- Alongamento das cadeias musculares encurtadas.
- Relaxamento da musculatura tensionada.

Gerar equilíbrio das musculaturas hipertônicas (cadeias musculares contraídas) e hipotônicas (cadeias musculares relaxadas) e a normalização do tônus muscular, restabelecendo a postura corporal, promovendo e mantendo a saúde. Identificar quais músculos tendem a se enfraquecer e a encurtar ajuda na escolha correta dos conteúdos.

104 Excelência técnica dos programas de ginástica laboral

Boxe 3.3 – Músculos com tendência a enfraquecimento (Achour Jr., 2006)

- Romboide – feixe médio e inferior.
- Trapézio ascendente.
- Tríceps braquial.
- Fibulares.
- Vasto medial.
- Vasto lateral.
- Gastrocnêmio.
- Vasto intermédio.
- Flexor curto cervical.
- Extensor do membro superior.
- Reto do abdômen.
- Serrátil anterior.
- Glúteos.

Boxe 3.4 – Músculos com tendência a encurtamento (Achour Jr., 2006)

- Trapézio descendente.
- Sóleo.
- Tibial posterior.
- Adutores do quadril.
- Isquiotibiais.
- Suboccipitais.
- Reto femoral.
- Iliopsoas.
- Tensor da fáscia lata.
- Iliocostal.

Continua

Continuação

- Eretor da espinha.
- Multífidos.
- Peitoral maior.
- Levantador da escápula.
- Esternoclidomastóideo.
- Escalenos.
- Flexores do membro superior.
- Piriforme.

Boxe 3.5 – Alongamento estático ativo

Determinado pelo alcance de uma amplitude de movimento do grupo musculoarticular. Atinge-se essa amplitude lentamente, mantendo a postura de tensão articular, com contração voluntária do músculo agonista (Achour Jr., 2006).

- *Objetivo*: diminuir o estresse muscular, promover relaxamento e reduzir encurtamentos.
- *Prós*: implica pouco risco de lesões, facilita a aprendizagem, a concentração, o equilíbrio das posições de alongamento e a coordenação com a respiração.
- *Contras*: em virtude da facilidade de execução, muitas vezes os trabalhadores desconsideram alguns detalhes corretos.
- *Vantagens para o PGL*: pode ser executado em qualquer local, pois requer pouco espaço.

106 Excelência técnica dos programas de ginástica laboral

Boxe 3.6 – Alongamento estático passivo

Feito com o auxílio de forças externas (aparelhos, companheiros). O trabalhador executa o movimento com descontração muscular e boa posição para o sistema musculoarticular, sem a presença de contração voluntária dos músculos agonistas (Achour Jr., 2006).

- *Objetivo*: diminuir o estresse muscular, promover relaxamento e reduzir encurtamentos.
- *Prós*: permite ajustar o segmento corporal quando há encurtamentos musculares acentuados.
- *Contras*: em alguns casos, há dificuldade de execução, pela desconfiança do trabalhador em relação a seu colega e, por esse motivo, ele não consegue relaxar durante a execução do exercício.
- *Vantagem para o PGL*: poderá ser adotado em grupos que tenham boa inter-relação pessoal.

Boxe 3.7 – Alongamento dinâmico

Obtém-se maior alcance do movimento voluntário usando-se a força dos agonistas e relaxando os antagonistas (Achour Jr., 2006).

- *Objetivo*: promover flexibilidade e independência articular.
- *Prós*: proporciona menor risco de lesões se for executado com suavidade no fim da amplitude de movimento.
- *Contras*: na presença de encurtamentos, é difícil direcionar o movimento para um ângulo específico várias vezes.
- *Vantagens para o PGL*: com atenção na execução, estimula o sistema simpático, adequando as tarefas a serem executadas depois das aulas. Promove independência articular em grupos com maior faixa etária.

Boxe 3.8 – Alongamento balístico

Os músculos agonistas são alongados com movimentos de esticar ou puxar (Achour Jr., 2006).

- *Objetivo*: promover a flexibilidade muscular.
- *Prós*: *talvez* seja útil para pessoas com hiperflexibilidade.
- *Contras*: é o método menos indicado para desenvolver flexibilidade, pois ativa o reflexo neuromuscular. Pode causar lesões, em especial quando houve lesão anterior, e é muito inseguro para os trabalhadores. Em geral, não deve ser usado.
- *Vantagens para o PGL*: talvez seja possível como variação para trabalhadores com hiperflexibilidade, o que é raro.

Boxe 3.9 – Alongamento FNP

Combinação alternada de contração e relaxamento dos músculos antagonistas e agonistas (Achour Jr., 2006).

- *Objetivo*: desenvolver a flexibilidade.
- *Prós*: pode-se desenvolver a flexibilidade mais rapidamente que com outros métodos, combinando-se força e flexibilidade.
- *Contras*: não deve ser executado enquanto não tiver se recuperado da lesão.
- *Vantagens para o PGL*: possibilita a variação para grupos mais treinados e com boa inter-relação pessoal.

108 Excelência técnica dos programas de ginástica laboral

Boxe 3.10 – Dicas sobre alongamento

- Trabalhadores deverão estar mentalmente atentos e corporalmente descontraídos.
- Para trabalhadores com encurtamento, indica-se o alongamento por reduzir a tensão muscular e a viscosidade e promover o relaxamento.
- Não se deve tratar encurtamentos musculares nas primeiras aulas de GL.
- Alongar sempre na direção da fibra.
- O tempo de permanência no movimento, bem como o número de repetições e séries, deve respeitar o nível de flexibilidade do grupo.
- O alongamento não deve causar dor.
- Trabalhadores com baixa flexibilidade podem sentir dor depois da aula; se estiverem com dor, não deverão participar da aula.
- A flexibilidade não se desenvolve com os músculos doloridos.

Boxe 3.11 – Fortalecimento muscular

Capacidade de um segmento do corpo executar e sustentar um movimento por determinado período. Exercício isométrico e isotônico.

- *Objetivo*: melhorar a resistência (força).
- *Prós*: auxilia no fortalecimento de estruturas enfraquecidas.
- *Contras*: necessita de atenção quanto ao limite de execução em relação à carga aplicada no exercício.
- *Vantagens para o PGL*: contribui para que os trabalhadores estejam preparados para a execução de tarefas laborais sem sentirem sobrecarga.

Boxe 3.12 – Massagem

Tocar, manusear, apertar ou amassar.

- *Objetivo*: prevenir má postura, fadiga, dores musculares, estresse e ansiedade.
- *Prós*: libera substâncias sedativas e calmantes capazes de relaxar músculos.
- *Contras*: dificuldades de aplicação em determinados setores, como os formados majoritariamente pelo gênero masculino.
- *Vantagens para o PGL*: auxilia o PGL com todos os ganhos da prática ao contribuir para o equilíbrio físico e mental, relaxar os músculos e promover alívio sobre as tensões e dores musculares localizadas.

Boxe 3.13 – Jogos lúdicos

Quadro de atividades que proporciona ao indivíduo condições de aprender, expor sua criatividade e desenvolver-se como pessoa (Santos, 2009).

- *Objetivo*: humanizar a empresa, educar, sociabilizar, promover saúde.
- *Prós*: proporciona momentos de lazer, além da aprendizagem de valores essenciais para a convivência no mundo atual: amizade, cooperação, solidariedade, respeito às diferenças, união (Frangakis et al., 2008).
- *Contras*: dificuldades de aceitação em determinados setores compostos em sua maioria pelo gênero masculino ou determinados perfis de empresa que não veem justificativa para a sua prática.
- *Vantagens para o PGL*: contribui para redução do estresse, melhora da motivação, melhora da inter-relação pessoal e transforma as organizações em ambientes mais agradáveis para se trabalhar, gerando pessoas mais felizes, satisfeitas, bem-humoradas e saudáveis.

110 Excelência técnica dos programas de ginástica laboral

Boxe 3.14 – Sugestão de porcentagem de conteúdos cujo objetivo geral é a educação para a saúde

Promoção da saúde: educação para a saúde.

- 30% – Ginástica – alongamentos.
- 30% – Ginástica – fortalecimento muscular.
- 30% – Relaxamento – massagem, automassagem, exercícios respiratórios e meditação.
- 10% – Jogos lúdicos.

Boxe 3.15 – Sugestão de porcentagem de conteúdos cujo objetivo geral é a prevenção de doenças

Promoção da saúde: prevenção de doenças.

- 40% – Ginástica – alongamentos.
- 40% – Ginástica – fortalecimento muscular.
- 10% – Relaxamento – massagem, automassagem, exercícios respiratórios e meditação.
- 10% – Jogos lúdicos.

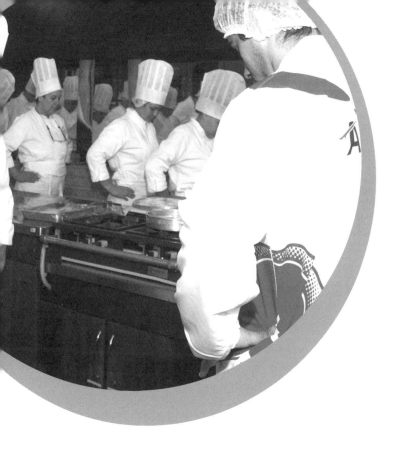

4 Estratégia de ensino-aprendizagem do programa de ginástica laboral

As formas escolhidas pelos profissionais para desenvolverem a aprendizagem dos alunos em qualquer fase etária, sejam essas motoras, sejam cognitivas, são classificadas, segundo os aspectos didático-pedagógicos, como estratégia de ensino-aprendizagem, métodos ou procedimentos de ensino, ou seja, são

112 Excelência técnica dos programas de ginástica laboral

ações, processos ou comportamentos planeja-
dos pelo profissional, para colocar o aluno em
contato direto com coisas, fatos e fenômenos,
que lhes possibilitem modificar sua conduta, em
função dos objetivos previstos. (Gagné, 1971)

Compreender a estratégia de ensino-aprendizagem do
profissional no PGL significa ter condições de responder às
perguntas: Como? Quais ações, técnicas e comportamentos
serão adotados pelo profissional durante a aula de PGL para
que alcance a mudança de comportamento em relação ao estilo de vida do trabalhador?

As respostas a essas perguntas começam a ser esclare-
cidas por meio do reconhecimento do profissional de GL como
a parte mais importante do processo do PGL, pois ele é o elemento de ligação entre a empresa prestadora de serviços em
GL e o cliente, além de estar em contato direto com o trabalhador, transmitindo-lhe o conhecimento e a vivência da prática de
PGL no ambiente de trabalho.

A seguir, esclarece-se que, de maneira geral, a literatura
descreve as características de um profissional bem-sucedido
divididas em três ações: dominar o conteúdo e a estratégia de ensino-aprendizagem, adequar o trabalho à realidade
dos alunos e refletir sobre sua ação pedagógica (Silva, 1992).
Nesse sentido a competência técnico-científica e pedagógica, conjunto dos conhecimentos (saber), habilidades (saber
fazer) e atitudes (querer fazer) dos profissionais de Educação Física (Nascimento, 2002; Perrenoud, 2000), englobando
os profissionais de GL, são aspectos relevantes da estratégia
ensino-aprendizagem.

Os conhecimentos (saberes) (Boxe 4.1) que os profissionais de GL precisam ter são amplos na área de segurança e saúde do trabalhador, contextualizados ao ambiente em que atuam. Habilidades (saber fazer) se referem a variáveis dispostas no Boxe 4.2.

Exemplo:

Aproxima-se do aluno Cristiano e diz:

"Olá, Cristiano, estou gostando da sua participação nas aulas."

"Aproxime o queixo do peito mais um pouco, que ficará perfeito."

"Isso, muito bom, você está cada dia melhor."

Atitudes (querer fazer) são as características comportamentais dos profissionais como:

- compromisso com o cliente, com a empresa prestadora de serviços em PGL e com os trabalhadores;
- ética;
- pontualidade;
- assiduidade;
- aparência (higiene, uniforme);
- responsabilidade;
- motivação;
- criatividade;
- carisma;
- simpatia;
- flexibilidade;
- bom-senso;

- dinamismo;
- respeito;
- desenvoltura e demonstração de interesse;
- interação com os trabalhadores.

Apesar de as competências serem apresentadas em tópicos, é importante frisar que não existe separação entre esses saberes, teóricos e práticos, na composição do ser profissional e também na aplicação de sua ação pedagógica. A aula de PGL na qual o profissional reunir maior número de características terá mais chance de ser bem-sucedida (Silva, 1992).

Ao selecionar as estratégias de ensino-aprendizagem, o profissional de PGL deverá ter claro que estas são a representação prática do processo de ensino e que são completamente dependentes da ligação entre os objetivos e os conteúdos determinados no planejamento (Libâneo, 2008).

Nesse sentido, para motivar e manter ou melhorar a adesão dos alunos no PGL, o profissional de GL deverá comandar a aula de forma eficiente, demonstrar segurança e domínio dos exercícios e fornecer informações importantes para o alcance da mudança de hábitos. Deverá ser próximo dos trabalhadores, preocupar-se com a vida deles, ter boa interação com os alunos, demonstrar atenção, chamá-los sempre que possível pelo nome, ter empatia e estar em sintonia com a turma.

Boxe 4.1 – Balizamento e conhecimentos

- Bases conceituais sobre GL (histórico, objetivos, benefícios, fases de implantação de programas, acompanhamento e avaliação).
- Atividade física, promoção da saúde, qualidade de vida no trabalho e prevenção de doenças no local de trabalho.
- Bases didático-pedagógicas (planejamento, objetivos, conteúdos, estratégia ensino-aprendizagem, materiais e avaliação).
- Bases metodológicas do PGL (anatomia, cinesiologia, biomecânica do movimento humano e bases de treinamento desportivo).
- Bases sobre gestão de PGL (administração: conceitos básicos e aspectos jurídicos e gestão de pessoas).
- Princípios de ergonomia, postura, biomecânica ocupacional e saúde ocupacional.

Boxe 4.2 – Balizamento e habilidades "saber fazer"

- Conhecer seus alunos e adaptar a estratégia às necessidades deles, levando em consideração a experiência do aluno.
- Ter didática.
- Demonstrar domínio de conhecimento.
- Usar linguagem clara nas informações.
- Usar terminologia adequada ao nível cognitivo dos trabalhadores.
- Ter voz de comando em tom segundo o ruído do ambiente.
- Explicar o objetivo da aula.
- Dar dicas sobre saúde.
- Obedecer à sequência do plano de aula.
- Ter postura exemplar na demonstração dos exercícios.
- Adequar o número de séries, repetições e tempo de execução às características do grupo.

Continua

Continuação

- Corrigir a postura do trabalhador durante a execução dos exercícios.
- Refinar os exercícios.
- Elogiar/incentivar.
- Fornecer *feedback*.
- Realizar a prática do compromisso.
- Manter a adesão, incentivar a participação.
- Refletir e pensar a sua prática pedagógica.

Boxe 4.3 – Balizamento e atitudes "saber ser"

- Ser comprometido (cliente, empresa, aluno).
- Ser ético.
- Ser pontual.
- Ser assíduo.
- Ter boa aparência (higiene, uniforme).
- Ser responsável.
- Estar motivado.
- Ser criativo.
- Ser carismático.
- Ser simpático.
- Ser flexível.
- Ter bom senso.
- Ser dinâmico.
- Ser respeitoso.
- Ter desenvoltura.
- Ter interação.

Boxe 4.4 – Procedimentos técnicos do profissional de GL pré-aula

- Defina os objetivos específicos com clareza.
- Selecione as informações que pretende transmitir e organize as ideias que serão transmitidas durante a aula de acordo com o tempo disponível (não teorizar a prática, mas, sim, fundamentá-la teoricamente).
- Selecione os exercícios.
- Elabore séries de exercícios partindo das simples para as mais elaboradas, com exercícios que envolvam de movimentos globais para os localizados.

Boxe 4.5 – Procedimentos comportamentais do profissional de GL durante a aula

- Ao chegar ao setor de trabalho, cumprimente os trabalhadores, chamando-os pelo nome, e convide-os a participarem da aula com respeito, carisma e simpatia, percebendo como estão fisicamente naquele dia (cansados, felizes, queixando-se de dores etc.).
- Ao iniciar a aula, cumprimente-os novamente.
- Ao corrigir o trabalhador, aproxime-se dele, faça a correção de forma sutil e, em seguida, o elogie.
- Fale com desembaraço, envolvimento e entusiasmo.

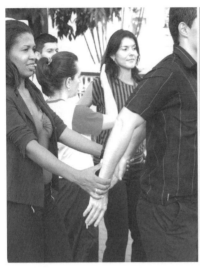 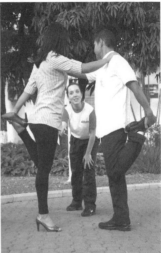

Boxe 4.6 – Procedimentos técnicos do profissional de GL durante a aula

- Diga de forma clara e precisa os objetivos específicos da aula.
- Nas aulas de promoção da saúde, apresente o assunto abrangente que será abordado ("Vocês sabiam que...") e, durante a execução dos exercícios, exponha pontos importantes do assunto, se possível com modelos associativos e/ou exemplos reais.
- Fale com um tom de voz adequado ao ruído do ambiente, com linguagem de forma clara, vocabulário variado e terminologia de acordo com o nível cognitivo dos alunos, sem deixar de se expressar de forma natural.
- Demonstre os exercícios com postura de execução excelente; lembre-se de que a referência do movimento correto é você.
- Parta do alinhamento postural para o refinamento dos movimentos, em cada exercício.
- Corrija sempre os movimentos incorretos.
- Enfatize durante toda a aula a postura correta e a respiração.

Continua

Continuação

- Faça o refinamento dos exercícios.
- Aumente gradativamente a intensidade dos exercícios (o tempo e a tensão moderada).
- Fique atento ao trabalhador e adapte o número de séries e repetições às condições deles.

Boxe 4.7 – Procedimento do comportamento do profissional de PGL depois da aula

- Agradeça a presença durante a aula.
- Elogie ("Hoje, todos foram muito bem!").
- Solicite *feedback* ("O que acharam da aula hoje?").
- Execute a prática do compromisso ("Amanhã espero vocês no mesmo local e no mesmo horário...").
- Crie expectativa para a aula ("Vocês não poderão perder, porque...").
- Despeça-se e, ao se dirigir à outra aula, registre na caderneta sua avaliação da aula (ruim, bom, ótimo).

Boxe 4.8 – Formas de posicionamento dos trabalhadores nas aulas de PGL

- Individual.
- Duplas.
- Em pequenos grupos.
- Em grandes grupos.
- Sentados.
- De pé.
- Em círculo.
- Em colunas.
- Em filas.
- Parados.

Continua

Continuação

- Em deslocamento.
- Com materiais/sem materiais.
- Com música/sem música.

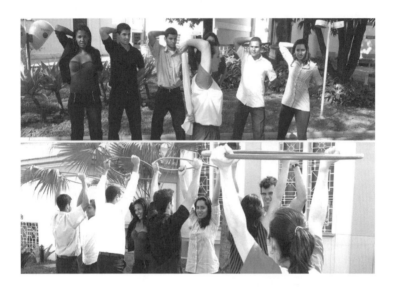

Boxe 4.9 – Dicas para a seleção do posicionamento

- Será influenciado pelos objetivos e conteúdos.
- Dependerá das características do ambiente de trabalho (cercado ou não por paredes, com ou sem cadeiras, espaços para atividades em grupo etc.).
- Dependerá das características do grupo de trabalhadores (grupos formados majoritariamente pelo gênero masculino tendem a não gostar de atividades em dupla e em grupos, quando envolvem contato físico).
- O posicionamento escolhido deverá ser mantido durante toda a aula.

Boxe 4.10 – Materiais que podem ser usados

- Balões.
- Bolinhas de borracha, de silicone, de tênis, de gude.
- Bastões.
- Elásticos de vários materiais, tensões e tamanhos.
- Colchonetes.
- Flutuadores tipo macarrão cortados ao meio ou inteiros.
- Arcos.
- Mesas e cadeiras e/ou materiais de trabalho.

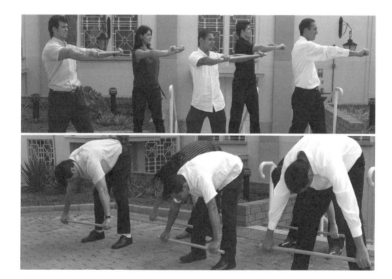

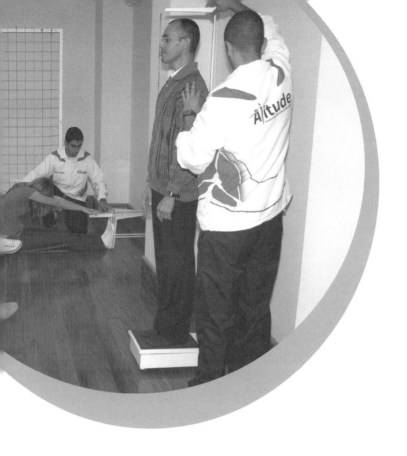

5 Avaliação do programa de ginástica laboral

A avaliação é interpretada como uma atividade didático-pedagógica essencial e constante da tarefa do profissional, um componente do planejamento que permite analisar os resultados em relação às dificuldades e aos sucessos vivenciados durante sua ação pedagógica, direcionada para um caminho de evolução (Libâneo, 2008).

124 Excelência técnica dos programas de ginástica laboral

A avaliação para o PGL na interpretação didático-pedagógica é um recurso, um meio integral para observar se os objetivos foram atingidos e deve ser contínua, executada de forma sistemática, estar presente em todos os tipos e todas as fases do planejamento, como parte de todo o processo da estratégia de ensino-aprendizagem, desde a etapa primária da elaboração do planejamento até sua conclusão.

Ao decidir o que avaliar o profissional de GL deve ter em mente qual objetivo pretende alcançar com o PGL e qual o objetivo de cada avaliação, pois esses objetivos se inter-relacionam.

Por exemplo, se a avaliação almeja demonstrar se o PGL está atingindo seus objetivos – manutenção ou melhora progressiva da saúde do trabalhador, melhora da flexibilidade dos trabalhadores – precisa-se procurar um tipo de avaliação que contribuirá para o alcance desse fim, ou seja, um instrumento que mensure a flexibilidade e a compare pré e pós-intervenção. Se o objetivo é verificar o desenvolvimento adequado do PGL em relação à assiduidade e à pontualidade dos profissionais, emissão de relatórios, informativos – precisa-se de instrumentos que controlem os processos do programa.

Sabe-se, sobretudo, que as avaliações devem ser úteis também para ajudar os gestores na tomada de decisões para melhorias em suas funções como auxílio na visão geral do PGL, expondo estatisticamente a necessidade de mais investimentos na saúde do trabalhador ou o aumento do número de sessões de PGL.

Para o PGL a avaliação tem ainda uma importância especial. Por ser uma modalidade relativamente nova, a avaliação o assessora na comprovação dos seus benefícios e no nível de efetividade, descaracterizando o olhar medíocre de leigos em relação à sua prática.

Avaliação do programa de ginástica laboral 125

No PGL, a definição do que será avaliado deve ser estabelecida no planejamento, sendo classificada em:

- Avaliação diagnóstica, análise do ambiente de trabalho e de seus setores *site survey laboral* e dos trabalhadores (anamnese laboral), análise do laudo ergonômico ou do relatório ergonômico do trabalho existente na empresa; se não houver, fazer análise cinesiológica e anamnese laboral, incluindo questões como percepção da saúde física, psicossocial e organizacional e, ainda, variáveis relacionadas às aptidões físicas, bem como avaliação do movimento humano (cinesiológica) e avaliação comparativa dos trabalhadores, citadas no Capítulo 1.
- Avaliação do desenvolvimento do PGL (controle da adesão, controle técnico da equipe de profissionais de GL e influência do PGL sobre os custos em relação à saúde).
- Avaliação da satisfação do cliente em relação ao PGL, pois a atenção à percepção do cliente é imprescindível para a adequação das tarefas às suas necessidades.
- Para avaliar variáveis importantes sobre a saúde do trabalhador, incluindo as capacidades físicas, devem ser usados instrumentos validados ou adaptados, tratar os dados estatisticamente para que os relatórios sejam o mais científicos possível, para que os resultados obtidos sejam realmente úteis e considerados pelos gestores. A frequência da emissão dos relatórios de acompanhamento para o cliente pode ser mensal e depois do cumprimento das primeiras metas; semestral ou na periodicidade acordada com a empresa, sendo elaborados e apresentados pelo profissional na função

126 Excelência técnica dos programas de ginástica laboral

técnica, se ele for contratado direto do cliente, ou pelo profissional-coordenador, se ele for funcionário da empresa prestadora de serviços e PGL.

O tempo e a coleta dos dados dependerá do número de trabalhadores na empresa e do número de turnos. A forma de coleta dependerá do ramo de atividade das empresas; por exemplo, no setor administrativo em geral os trabalhadores têm condições de receber, responder e encaminhar os questionários por meio eletrônico para a empresa prestadora de serviços em PGL; no setor fabril, uma sala ou um espaço (no ambulatório médico ou no refeitório) na empresa pode ser cedido para as avaliações, podendo os trabalhadores se deslocar em forma de rodízio. Observa-se que na primeira opção a coleta se torna mais rápida.

Para esclarecer quais são os instrumentos validados, a seguir há um roteiro das variáveis e os respectivos métodos.

Boxe 5.1 – Pacote de avaliações dos trabalhadores

- Avaliação cinesiológica.
- Anamnese laboral.
- Avaliação do nível de atividade física.
- Avaliação da flexibilidade.
- Avaliação da força.
- Avaliação de dores musculoesqueléticas.
- Avaliação da fadiga.
- Avaliação da qualidade de vida.
- Avaliação dos estágios de prontidão de mudanças de comportamento.
- Resultados comparativos das variáveis citadas, depois da implantação do PGL.

Avaliação do programa de ginástica laboral 127

Boxe 5.2 – Exemplo de pacote de avaliações do PGL

- Avaliação diagnóstica *Site Survey Laboral*.
- Controle de adesão dos trabalhadores.
- Controle técnico. Visitas técnicas quinzenais e aplicação do *checklist* de padronização do profissional.
- Controle de satisfação do cliente.
- Avaliação do PGL sobre os custos de saúde.

Boxe 5.3 – Dicas sobre avaliações

As *avaliações que podem compreender o PGL* são as mencionadas no Boxe 5.2, mas sugerem-se também outras avaliações no pacote oferecido, que serão cobradas à parte (avaliação física, IMC, circunferência da cintura, postural, do estresse, motivacional e outras aptidões físicas, como coordenação motora, consciência corporal), executadas de acordo com a escolha e a disponibilidade da empresa. Depois da coleta de dados, estes devem ser tratados estatisticamente e apresentados à empresa por meio de relatórios.

Boxe 5.4 – Qual a melhor maneira de se avaliar um programa?

Algumas perguntas precisam ser respondidas antes de se planejar uma avaliação.

- Por quê? Qual o objetivo da avaliação?
- O quê? O que deverá ser avaliado?
- Quem? Quem solicita a avaliação e para tomar qual tipo de decisão?
- Quando? Quando a avaliação será realizada?
- Onde? Onde a avaliação será realizada?
- Como? Como a avaliação será realizada?

128 Excelência técnica dos programas de ginástica laboral

Quadro 5.1 – Variáveis e indicadores do PGL

Variáveis	Exemplos de indicadores
Levantamento das características dos trabalhadores	Anamnese laboral
Avaliação do nível de atividade física	IPAQ longo, curto e Pedômetro
Avaliação da flexibilidade	*Sit and reach*, Flexímetro, terceiro dedo ao chão
Avaliação da força	Dinamômetro
Avaliação de dores musculoesqueléticas	*Trigger Points*
Avaliação da fadiga	Questionário bipolar de fadiga
Avaliação da qualidade de vida	WHOQOL-bref
Avaliação da amplitude articular	Inclinômetro
Avaliação dos estágios de prontidão de mudanças de comportamento (EPMC)	Questionário de Estágios de Prontidão de Mudanças de Comportamento

Boxe 5.5 – Questionário de levantamento das características dos trabalhadores

Anamnese laboral

- *Tipo*: questionário, autorrelato.
- *Objetivo*: traçar o perfil dos sujeitos, fornecendo informações gerais sobre a saúde dos trabalhadores.
- *Característica*: a anamnese é usada para levantar informações sobre hábitos de vida e histórico de doenças.

Continua

Continuação

> É composta por questões fechadas e abertas, cujas variáveis sociodemográficas (sexo, idade, grau de escolaridade, estado civil, renda, meio de transporte para locomoção, tempo de trabalho no mesmo setor, função), perfil de saúde (percepção de saúde, nível de atividade física, sono, comportamento em relação à prática de atividade física, dor, fadiga, excesso de peso/obesidade, tabagismo, ingestão de bebida alcoólica e café) e variáveis morfológicas (força, flexibilidade, peso, altura, IMC e relação da circunferência cintura-quadril).
>
> - *Execução*: o trabalhador recebe o questionário impresso ou *on-line* e responde as questões ou pode também ser entrevistado pelo profissional de GL. As variáveis morfológicas são avaliadas por meio de instrumentos objetivos posicionados no formato de circuito, em um espaço determinado que possa ser utilizado para este fim.
> - *Classificação*: não há tabela classificatória.

Boxe 5.6 – Variável "nível de atividade física"

> *Questionário Internacional de Atividade Física – IPAQ*
> *(International Physical Activity Questionnaire)*
>
> - *Tipo*: questionário, autorrelato.
> - *Objetivo*: estimar o tempo despendido em atividade física, como caminhada, moderada e vigorosa por semana, em diferentes domínios: trabalho, transporte, tarefas domésticas e lazer.
> - *Característica*: desenvolvido por pesquisadores da OMS, CDC (Centro de controle e doenças dos EUA) e Instituto Karolinska na Suécia. Validado em 12 países e em 14 centros de pesquisa e validado no Brasil pelo CELAFISCS, em 2001 (Matsudo et al., 2001). É elaborado em duas versões: versão curta – 7 questões – e longa – 27 questões.

Continuação

- *Execução – total de atividade física semanal*: somatório do tempo despendido com atividade física em uma semana "normal usual" ou "habitual".

- *Classificação*: aconselhado segundo os critérios do número de vezes e do tempo de prática, em três categorias (CELAFISCS, 2002):

  - *Ativo*: execução de 150 minutos ou mais de atividade física por semana.

  - *Irregularmente ativo*: execução entre 11 e 149 minutos de atividade física por semana.

  - *Sedentário*: não realização de nenhuma atividade física por pelo menos 10 minutos contínuos durante a semana.

Boxe 5.7 – Variável "nível de atividade física"

Pedômetro

- *Tipo*: medida objetiva. Contador mecânico que registra movimentos de passadas dadas em resposta à aceleração vertical do corpo.

- *Objetivo*: contar o número de passos e estimar a distância da caminhada percorrida.

- *Característica*: de baixo custo e de fácil uso, conta os passos e calcula o gasto calórico de acordo com o peso corporal do trabalhador e armazena os dados a serem anotados pelos sujeitos. Um braço de alavanca faz a contagem movendo-se verticalmente para girar um aparelho cada vez que o sujeito dá um passo. Não requer que o usuário seja instruído, fornece uma medida objetiva do movimento corporal (Rodrigues, 2009 apud Trischler, 2003). Autores como Chan, Ryan e Tudor-Locke (2004), Tudor-Locke e Bassett (2004), Tudor-Locke e Chan (2005), Bravata et al. (2007) e De Cocker et al. (2008) verificaram a influência do uso do

Continuação

pedômetro para o aumento da atividade física e melhora da saúde.

- *Execução*: o trabalhador prende o aparelho na cintura, próximo da crista ilíaca, no cinto ou na roupa, com o visor fechado. No fim do dia, anota o número total de passos dados por ele e, no fim de semana, faz um somatório, mediante o qual obterá sua média semanal. Deve-se retirar o aparelho em atividades que envolvam água, como banho e natação.
- *Classificação*: recomendação (CELAFISCS, 2005):
  - *Sedentário*: < 5.000 passos.
  - *Irregularmente ativo*: de 5.000 a 9.999 passos.
  - *Ativo*: ≥ 10.000 passos.

Boxe 5.8 – Variável "estágios de prontidão de mudança de comportamento (EPMC)"

Questionário de Estágios de Prontidão de Mudança de Comportamento em relação à Atividade Física

- *Tipo*: questionário, autorrelato.
- *Objetivo*: avaliar os estágios de prontidão para a mudança comportamental.
- *Característica*: apresentado inicialmente em um estudo com fumantes (Prochaska e Diclemente, 1983) e mais tarde adaptado para o uso relacionado à atividade física e ao exercício (Prochaska e Marcus, 1994). Classifica os estágios que as pessoas percorrem quando tentam mudanças comportamentais.
- *Execução*: o trabalhador assinala só uma das questões apresentadas no questionário, respondendo o que melhor representa o que ele faz em relação à prática de atividade física atualmente.

Continua

132 Excelência técnica dos programas de ginástica laboral

Continuação

- *Classificação*: segundo Prochaska e Diclemente (1983) e Prochaska e Marcus (1994):
    - *Pré-contemplação*: não pretende modificar seu comportamento num futuro próximo.
    - *Contemplação*: percebe o problema e começa a considerar a necessidade de mudar seu comportamento num futuro próximo (nos próximos 6 meses).
    - *Preparação*: está pronto para o início da prática de atividades físicas ou já as pratica, mas irregularmente.
    - *Ação*: as mudanças de comportamento e de estilo de vida são nítidas e correspondem às recomendações atuais da prática de atividade física.
    - *Manutenção*: já desenvolve prática de atividade física regular, por no mínimo seis meses.

Boxe 5.9 – Variável "flexibilidade"

Teste Sit and Reach *("sentar e alcançar")*

- *Tipo*: teste.
- *Objetivo*: fornecer o indicativo da flexibilidade da articulação coxofemoral, região posterior da coxa e lombossacra.
- *Característica*: inicialmente proposto por Wells e Dillon (1952). É um dos testes mais usados nas baterias de avaliação da aptidão física. O instrumento adotado é composto de uma caixa de madeira com dimensões de 30,5 x 30,5 cm e superfície de 56,5 cm de comprimento com uma fita métrica fixada acima da caixa (Queiroz, 2009).
- *Execução*: o sujeito senta-se no chão, de frente para o banco, com as pernas estendidas, os pés descalços unidos na posição de dorsiflexão, apoiados na plataforma da caixa de madeira (banco de Wells), braços estendidos à frente, estando uma mão sobreposta à outra, com os dedos médios unidos. O avaliador apoia a mão nos joelhos do

Continua

Continuação

trabalhador, evitando uma possível flexão dos joelhos no momento do teste e solicita ao trabalhador que flexione o tronco lentamente para frente, deslizando as mãos sobre uma fita métrica, fixada em cima da caixa, sem movimentos bruscos, a distância máxima que conseguir alcançar. A avaliação é feita pela melhor medida de três repetições, sendo considerada a média.

- *Classificação*: classificação da flexibilidade segundo o protocolo do Teste de Sentar e Alcançar (Wells e Dillon, 1952), distribuída em seis faixas etárias e cinco graus de flexibilidade.

Tabela 5.1 – Classificação da Flexibilidade (protocolo TSA)

Idade	Fraco	Regular	Médio	Bom	Ótimo
< 20	< 24,5	25-30	31-35	36-39,5	> 40
20-29	< 25,0	26-30	31-34	35-38	> 39
30-39	< 24,0	25-28	29-33,5	34-38,5	> 39
40-49	< 22,5	22,5-28	29-32,5	33-37,5	> 38
50-59	< 21,5	22-27	28-32,5	33-37,5	> 38
> 59	< 21,5	22-26,5	26,5-31	31-32,5	> 33

Fonte: adaptado de Wells e Dillon (1952).

- Executar a média da flexibilidade dos trabalhadores e classificá-los segundo o valor em cm do deslocamento do tronco do grupo.

Boxe 5.10 – Variável "flexibilidade"

Flexímetro

- *Tipo*: teste. Também chamado goniômetro de Myrin.
- *Objetivo*: medir a flexibilidade da amplitude articular.
- *Característica*: o flexímetro foi desenvolvido e fabricado no Brasil, sob patente do Instituto Code de Pesquisa (Lima et al.,

Continua

134 Excelência técnica dos programas de ginástica laboral

Continuação

2004). Pode ser usado em várias articulações. Tem um painel giratório com sistema pendular gravitacional, cuja escala é de 1 grau preso a cintas de velcro que reduzem os erros em razão do mau posicionamento do instrumento.

- *Execução*: padronizar os posicionamentos da articulação que será avaliada, posicionar o flexímetro com o painel giratório marcado em zero. No fim de cada movimento seguido de análise, o aparelho deve ser novamente zerado.

- *Classificação*: expressa o resultado da amplitude do movimento em graus. Avaliar três vezes, obter a média do resultado da amplitude do movimento em graus e classificá--los segundo o valor encontrado no grupo.

Boxe 5.11 – Variável "flexibilidade"

Teste do terceiro dedo ao chão

- *Tipo*: teste.

- *Objetivo*: mensurar a flexibilidade da coluna lombar.

- *Característica*: foi aplicado por Gauvin et al. (1990), Hilyer et al. (1990), Perret et al. (2001) e Lima (2009). Aplicação rápida, que avalia a flexibilidade em centímetros, com ajuda de uma trena, pois permite maior percepção de sua flexibilidade pelos sujeitos avaliados.

- *Execução*: o trabalhador de pé, com pequeno afastamento lateral de 10 cm dos membros inferiores, joelhos em extensão; braços relaxados ao longo do corpo. Fazer flexão do quadril até alcançar a amplitude máxima. O avaliador posiciona-se do lado direito do trabalhador e verifica com uma trena a distância entre a ponta do terceiro dedo e o chão. Observação: não permitir a flexão dos joelhos durante a flexão do quadril e os movimentos de balanço.

- *Classificação*: avaliar três vezes, obter a média do resultado da flexibilidade e classificá-los segundo o valor encontrado no grupo.

Boxe 5.12 – Variável "amplitude articular"

Inclinômetro

- *Tipo*: teste.
- *Objetivo*: mensurar a amplitude máxima do movimento das articulações.
- *Característica*: inclinômetro mecânico ou eletrônico. Seu mecanismo apresenta um dispositivo que ajusta em zero grau a posição inicial do avaliado.
- *Execução*: com uma das mãos, posiciona-se o aparelho sobre a articulação escolhida do trabalhador, solicita-se a ele o movimento de extensão ou flexão e faz-se uma leitura rápida dada em graus (0-180) determinada no fim da amplitude do movimento, mediante força gravitacional.
- *Classificação*: avaliar três vezes, obter a média do resultado da amplitude e classificá-los segundo o valor encontrado no grupo.

Boxe 5.13 – Variável "fadiga"

Questionário Bipolar de Fadiga

- *Tipo*: questionário, autorrelato.
- *Histórico*: foi inicialmente desenvolvido pelo profissional Nigel Corlett, de Nottingham, Inglaterra, usando os mesmos critérios dos testes qualitativos conhecidos como Escalas de Likert (Couto 1995-1996).
- *Objetivo*: avaliar a fadiga no ambiente de trabalho, identificando seus níveis, os momentos de maior incidência durante o expediente e as alterações desses níveis durante o turno.
- *Característica*: baixo investimento e prático na aplicação. Permite identificação subjetiva da condição específica e geral da fadiga no indivíduo pesquisado.

Continua

Continuação

- *Execução*: o sujeito deve marcar as questões referindo-se à sua sensação de fadiga no instante em que se está aplicando o questionário; quanto maior a sensação positiva, deverá marcar os números 1, 2, 3; e quanto maior a sensação negativa, deverá marcar os números 7, 6, 5. O questionário deve ser aplicado três vezes durante o expediente de trabalho no mesmo dia, uma no início da jornada de trabalho, uma antes do almoço e uma no fim do expediente. Os questionários são montados alterando-se a ordem das perguntas para evitar que o trabalhador lembre-se das respostas anteriores. É importante não lhes apresentar os resultados da primeira avaliação.

- *Classificação*: a interpretação pode ser feita de duas maneiras, sendo uma de forma qualitativa, em que pontos marcados nos números 2 e 3 indicam fadiga leve; 4 ou 5, fadiga moderada; 6 ou 7, fadiga intensa, e de uma forma quantitativa, avaliando-se a diferença numérica entre o início e o fim da jornada de trabalho.

Boxe 5.14 – Variável "dor muscular"

Trigger Points

- *Tipo*: questionário, autorrelato.

- *Objetivo*: identificar os trabalhadores acometidos por dores e quantificar o grau de dor nas regiões mais comprometidas.

- *Característica*: elaborado por Couto, Nicoletti e Lech (1998) e adaptado por Martins (2001). De baixo custo e de fácil entendimento pelos sujeitos, não dependente do grau de escolaridade. Apresenta imagens corporais com escalas de indicação de intensidade de dor musculoesquelética, variável de 0 a 10 pontos, por articulações ou segmentos corporais.

- *Execução*: para seu preenchimento, o trabalhador assinala com um "X" as regiões em que sente dor e atribui uma nota de 0 a 10, quantificando-a.

- *Classificação*: não há tabela classificatória.

Boxe 5.15 – Variável "qualidade de vida"

WHOQOL-bref

- *Tipo*: questionário, autorrelato.

- *Objetivo*: verificar a percepção do sujeito sobre sua qualidade de vida.

- *Característica*: Fleck (2000) verificou a aplicação da versão em português do WHOQOL-bref. A versão original é chamada de WHOQOL-100. A forma mais usada é o WHOQOL-bref (26 questões). As questões, reconhecidas como facetas, referem-se a quatro domínios: físico, psicológico, relações sociais e meio ambiente. Adota os critérios dos testes qualitativos conhecidos como Escalas de Likert.

- *Execução*: os trabalhadores assinalam de 1 a 5 para cada uma das perguntas; nas questões 3, 4 e 26, os escores são invertidos, sendo $1 = 5$; $2 = 4$; $3 = 3$; $4 = 2$; $5 = 1$.

- *Classificação*: as respostas têm quatro tipos de escalas, cada uma com cinco níveis: intensidade, capacidade, frequência e avaliação. Cada domínio é pontuado separadamente variando de 0 a 100. Quanto maior o valor, melhor a qualidade de vida do avaliado.

  - *Intensidade*: varia de nada a extremamente.

  - *Capacidade*: varia de nada a completamente.

  - *Frequência*: varia de nunca a sempre.

  - *Avaliação*: varia de muito insatisfeito a muito satisfeito e muito ruim a muito bom.

138 Excelência técnica dos programas de ginástica laboral

Boxe 5.16 – Variável "força de membros superiores"

Dinamômetro

- *Tipo*: teste.
- *Instrumento*: dinamômetro marca JAMAR. Tem sido apontado na literatura como o mais eficiente na avaliação da apreensão palmar. É de baixo custo e de fácil manuseio.
- *Objetivo*: medir a força apreensora da mão, avaliar o membro superior, bem como indicar a força total do corpo (Durward, 2001).
- *Característica*: Caporrino (1998) e Schlüssel (2006) conduziram estudos sobre a força de apreensão manual da população brasileira com o instrumento dinamômetro da marca JAMAR.
- *Execução*: o trabalhador deve apertar com força máxima o instrumento com a mão direita, relaxar e repetir por mais duas vezes. Repetir o procedimento com a mão esquerda (Santos, 2009).
- *Classificação*: expressa o resultado da força em graus. Obter a média do resultado da amplitude do movimento em graus e classificá-lo segundo o valor encontrado no grupo.

Tabela 5.2 – Valores de referência

	Feminino	Masculino
Mão Esquerda	23,97	40,89
Mão Direita	25,26	42,86

Fonte: adaptado de Schlüssel (2006).

Avaliação do programa de ginástica laboral **139**

Boxe 5.17 – Variável "avaliação comparada dos gastos com saúde e investimento com o PGL"

Relação dos gastos com saúde e o investimento com o PGL

1. Redução de Custos
   1.1. Diretos – Afastamentos
   1.2. Indiretos
      1.2.1. Substituição/treinamento
      1.2.2. Visitas ao ambulatório
      1.2.3. Ações cíveis
2. Aumento de Produtividade
3. Hipóteses:
   3.1. Número de trabalhadores: 200
   3.2. Valor do salário médio: R$ 580,00
   3.3. Encargos sociais: 70%
   3.4. Índice médio de afastamentos: 5%
4. Custos diretos (pelos 15 primeiros dias de afastamento):
   4.1. $200 \times 580 \times 1,7 \times 5\% =$ R$ 9.860,00/mês
5. Custos indiretos (substituições, treinamentos, assistência médica etc.)
   5.1. Estimativa (50% dos custos diretos) = R$ 4.930,00/mês
6. Hipóteses:
   6.1. Número de trabalhadores: 200
   6.2. Faturamento mensal da empresa: R$ 800.000,00
   6.3. Peso da mão de obra no produto: 30%
   6.4. Redução da produtividade de: 2,5%
7. Custos diretos (pela redução de produtividade):
   7.1. $800.000 \times 30\% \times 2,5\% =$ R$ 6.000,00/mês

Continua

Continuação

8. Custos Totais:

8.1. R$ 9.860,00 (custos pelos primeiros 15 dias de afastamento) + R$ 4.930,00 (custos diretos) + R$ 6.000,00 (redução da produtividade) = R$ 20.790,00/mês = R$ 249.480,00/ano

9. Comparar com o valor de investimento do PGL

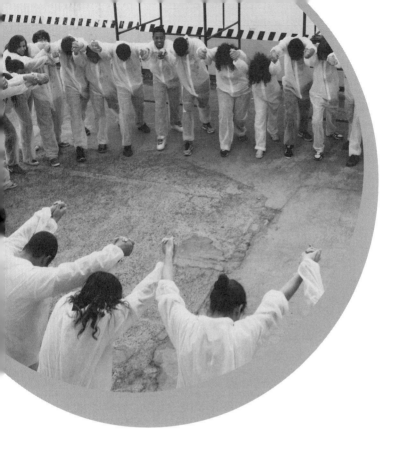

Referências

ACHOUR JR., A. *Exercícios de alongamento*: anatomia e fisiologia. 2. ed. Barueri: Manole, 2006.

ALARCÃO, I. *Formação reflexiva dos professores*: estratégias de supervisão. Porto: Porto, 1996.

ALLI, L. R.; NAVARRO, F. A relação da hipermobilidade músculo-articular de bailarinos e o risco de lesões. *Rev. Bras. Ciênc. Saúde*, ano II, n. 4, p. 29-33, 2004.

ALVAREZ, B. A. O papel da Ginástica Laboral nos programas de promoção da Saúde. In: CONGRESSO BRASILEIRO DE ATIVIDADE FÍSICA E SAÚDE, 3., 2001, Florianópolis. *Anais...* Florianópolis: UFSC, nov. 2001, p. 17-8.

ALVES, J. F. *Ginástica laboral*: método para prescrição de exercícios terapêuticos no trabalho. *Fisioter. Bras.*, n. 1, p. 19-22, 2000.

142 Excelência técnica dos programas de ginástica laboral

AMERICAN COLLEGE SCIENCE MEDICINE (ACSM). Position Stand: The recommended quantity and quality of exercise for developing and maintaining cardiorespiratory and muscular fitness, and flexibility in healthy adults. *Med. Sci. Sports Exerc.*, n. 30, p. 975-91, 1998.

ANDERSON, B.; BURKE, E. R. Scientific, medical, and practical aspects of stretching. *Clin. Sports Med.*, n. 10, p. 63-86, 1991.

ANDERSON, J. M. *Industrial Recreation*. New York: McGraw Hill, 1955.

BANDY, W. D.; SANDERS, B. *Exercício terapêutico*: técnicas para intervenção. Rio de Janeiro: Guanabara, 2003.

BARREDO, R. V.; MAHON, K. The effects of exercise and rest breaks on musculoskeletal discomfort during computer tasks: an evidence-based perspective. *J. Phys. Ther. Sci.*, n. 19, p. 151-63, 2007.

BOFF, S. R. A fibra muscular e fatores que interferem no seu fenótipo. *Acta Fisiátrica*, v. 15, n. 2, p. 111-6, 2008.

BRACCIALLI, L. M. P.; VILARTA, R. Aspectos a serem considerados na elaboração de programas de prevenção e orientação de problemas posturais. *Rev. Paulista Educ. Fís.*, v. 14, n. 2, p. 159-71, 2000.

BRASIL. Ministério da Saúde do Brasil. *Doenças relacionadas ao trabalho*: manual de procedimentos para os serviços de saúde. Brasília, 2001.

BRASIL. Secretaria de Educação Fundamental. *Parâmetros Curriculares Nacionais*: Educação Física, Secretaria de Educação Fundamental, Brasília: MEC/ SEF, 1998. 1, 2, 3 e 4 ciclos.

BRAVATA, D. M. et al. Using Pedometers to Increase Physical Activity and Improve Health. A Systematic Review. *JAMA*, n. 298, v. 19, p. 2.296-304, 2007.

BROTTO, F. O. *Jogos cooperativos*: se o importante é competir, o fundamental é cooperar. Santos (SP): Projeto Cooperação, 1999.

_____. *O jogo e o esporte como um exercício de convivência*. Santos (SP): Projeto Cooperação, 2001.

BRUM, P. C. et al. Adaptações agudas e crônicas do exercício físico no sistema cardiovascular. *Rev. Paulista Edu. Fís.*, v. 18, p. 21-31, 2004.

CAÑETE, M. I. *A experiência com a ginástica laboral nas empresas do Rio Grande do Sul*. 1995. Dissertação (Mestrado em Administração) – Universidade Federal do Rio Grande do Sul, Porto Alegre, 1995.

CAPORRINO, F. A. et al. Estudo populacional da força de preensão palmar com dinamômetro JAMAR. *Rev. Bras. Ortop.*, n. 33, v. 2, p. 150-4, 1998.

CENTRO DE ESTUDOS DO LABORATÓRIO DE APTIDÃO FÍSICA DE SÃO CAETANO DO SUL. *Programa Agita São Paulo – Programa de Promoção da Atividade Física do Estado de São Paulo*. Governo do Estado de São Paulo, Secretaria do Estado da Saúde e CELAFISCS. São Caetano do Sul, 2002.

_____. *Testes de Ciências do Esporte*. São Paulo: Movimento, 2005.

Referências 143

CHAN, C. B.; RYAN, D. A. J.; TUDOR-LOCKE, C. Health benefits of a pedometer-based physical activity intervention in sedentary workers. *Prev. Med.*, n. 39, p. 1215-22, 2004.

CHAU, J. Y. et al. Are workplace interventions to reduce sitting effective? A systematic review. *Prev. Med.*, v. 51, p. 352-6, 2010.

COLETIVO DE AUTORES. *Metodologia do ensino da Educação Física.* São Paulo: Cortez, 1992.

CONN, V. S et al. Meta-Analysis of Workplace Physical Activity Interventions. *Am. J. Prev. Med.*, v. 37, p. 330-9, 2009.

CORRÊA, C. M. X. *Ginástica na empresa*: percepção do trabalhador. 2006. Dissertação (Mestrado) – Universidade Católica de Brasília, Brasília, 2006.

COUTO, H. A. *Ergonomia aplicada ao trabalho*: Manual Técnico da Máquina Humana. v. I e II. Belo Horizonte: Ergo, 1995-1996.

COUTO, H. A.; NICOLETTI, S. J.; LECH, O. *Como gerenciar a questão das LER/DORT:* lesões por esforços repetitivos, distúrbios osteomusculares relacionados ao trabalho. Belo Horizonte: Ergo, 1998.

DANGELO, J. G.; FATTINI, C. A. *Anatomia humana sistêmica e segmentar*. 3. ed. São Paulo: Atheneu, 2007.

DANTAS, E. H. M. *A prática da preparação física.* 3. ed. Rio de Janeiro: Shape, 1995.

DARIDO S. C.; RANGEL I. C. A. *Educação Física na escola*: implicações para prática pedagógica. Rio de Janeiro: Guanabara Koogan, 2005.

DE COCKER, K. A. et al. The effect of a pedometer-based physical activity intervention on sitting time. *Prev. Med.*, n. 47, 179-81, 2008.

DI ALENCAR, T. A. M.; MATIAS, K. F. S. Princípios fisiológicos do aquecimento e alongamento muscular na atividade esportiva. *Rev. Bras. Med. Esporte*, v. 16, n. 3, p. 230-4, 2010.

DURWARD, B. R. et al. *Movimento funcional humano*: mensuração e análise. Barueri: Manole, 2001.

EBELL, M. H. Exercises for mechanical neck disorders. *Am. Fam. Physician*, n. 74, v. 7, p. 1.126, 2006.

ENOKA, R. M. *Bases neuromecânicas da cinesiologia.* São Paulo: Manole, 2000.

ETNYRE, B. R.; LEE, R. J. Chronic and acute flexibility of men and women using three different stretching techniques. *Res. Q.*, n. 59, p. 222-8, 1988.

FLECK, M. P. A. et al. Aplicação da versão em português do instrumento abreviado de avaliação de qualidade de vida "WHOQOL-bref". *Rev. Saúde Pública*, n. 34, p. 178-83, 2000.

FERREIRA JR., M. *Saúde no trabalho*: temas básicos para o profissional que cuida da saúde dos trabalhadores. São Paulo: Roca, 2000.

FIGUEIREDO, F.; MONT'ALVÃO, C. *Ginástica laboral e ergonomia*. Rio de Janeiro: Sprint, 2005.

144 Excelência técnica dos programas de ginástica laboral

FLECK, S. J.; KRAEMER, W. J. *Fundamentos do treinamento de força muscular*. 2. ed. Porto Alegre: Artmed, 1999.

_____. *Fundamentos do treinamento de força muscular*. 3. ed. Porto Alegre: Artmed, 2006.

FRANGAKIS, A. et al. A importância das atividades lúdicas em um programa de ginástica laboral. SIMPÓSIO INTERNACIONAL DE CIÊNCIAS DO ESPORTE, 31., 2008, São Paulo. *Anais...* São Paulo: Colégio Brasileiro de Ciências do Esporte, 2008.

FREIRE, J. B.; SCAGLIA, J. S. Educação como prática corporal. São Paulo: Scipione, 2003.

FREIRE, P. *Educação e mudança*. 7. ed. Rio de Janeiro: Paz e Terra, 1983.

GAGNÉ, R. *Como se realiza a aprendizagem*. Rio de Janeiro: Ao Livro Técnico, 1971.

GANDIN, D. *O planejamento como ferramenta de transformação da prática educativa*. [20–]. Disponível em: <http://www.maxima.art.br/adm/arq_palestras/planejamento_como_ferramenta_(completo).doc>. Acesso em: 29 abr. 2011.

GAUVIN, M. G.; RIDDLE, D. L.; ROTHSTEIN, J. M. Reliability of clinical measurements of forward bending using the modified fingertip-to-floor method. *Phys. Ther.*, v. 70, n. 7, .p. 443-7,1990.

GOLLHOFER, A. Treinamento proprioceptivo: considerações relativas à produção de força e potência. In: KOMI, P. V. *Força e potência no esporte*. Porto Alegre: Artmed, 2006. p. 346-57.

GOMES, C. (Org.). *Dicionário crítico do lazer*. Belo Horizonte: Autêntica, 2004.

GOMES, C.; ELIZALDE, R. *Horizontes Latino-americanos do Lazer/Horizontes Latino americanos delocio*. Belo Horizonte: Editora da UFMG, 2012.

GOMES DA COSTA, M. *Ginástica localizada*. Rio de Janeiro: Sprint, 1996.

GONÇALVES, A.; VILARTA, R. *Qualidade de vida e atividade física:* explorando teorias e práticas. Barueri: Manole, 2004.

GONÇALVES, A.; GUTIERREZ, G. L.; VILARTA, R. (Org.). *Gestão da qualidade de vida na empresa.* Campinas: PREAC/Unicamp, 2005.

GUEDES, D. P.; GUEDES, J. E. R. *Exercício físico na promoção da saúde*. Londrina: Midiograf, 1995.

GRANDO, J. C. Recreação industrial uma tendência na empresa. Blumenal: FURB, *Dynamis*, n. 7, v. 26, p. 45-61, 1999.

HARRIS, J. R.; LICHIELLO P. A.; HANNON P. A. Workplace health promotion in Washington State. *Prev. Chronic Dis.*, v. 6, n. 1, 2009.

HAYDT, R. C. C. *Curso de didática geral*. São Paulo: Ática, 2006.

HESS, J. A.; HECKER, S. Stretching at work for injury prevention: issues, evidence, and recommendations. *Appl. Occup. Environ. Hyg.*, n. 18, v. 5, p. 331-8, 2003.

HILYER, J. C. et al. A flexibility intervention to reduce the incidence and severity of joint injuries among municipal firefighters. *J. Occup. Med.*, v. 32, n. 7, p. 631-7, 1990.

Referências 145

HOLMSTRÖM, E.; BJÖRN, A. Morning warming-up exercise – Effects on musculoskeletal fitness in construction workers. *Appl. Ergon.*, n. 36, p. 513-9, 2005.

INNES, E. Handgrip strength testing: a review of literature. *Austr. Occup. Ther. J.*, n. 46, v. 3, p. 120-40, 1999.

IPAQ GROUP. *Guidelines for Data Processing and Analysis of the International Physical Activity Questionaire (IPAQ)*. 2005. Disponível em: <http://www.ipaq.ki.se/dloads/IPAQ%20LS%20Scoring%20Protocols_Nov05.pdf>. Acesso em: 22 set. 2010.

JONNAERT, P; BORGHT, C. V. *Criar condições para aprender: o modelo sócio-construtivista na formação de professores*. Porto Alegre: Artmed, 1999.

KALLAS, D. *Guia brasileiro de práticas corporais e qualidade de vida no trabalho*. São Paulo: Associação Brasileira de Treinamento e Desenvolvimento, 2006.

KISHIMOTO, T. M. *Jogo, brinquedo, brincadeira e a educação*. São Paulo: Cortez, 2001.

KNOTT, M.; VOSS, D. E. *Proprioceptive neuromuscular facilitation*: patterns and techniques. New York: Harper & Row, 1968.

LADEIRA, D. M. L. *A ginástica laboral e seus impactos na saúde do trabalhador*. 2002. Dissertação (Mestrado em Gestão do Capital Humano) – Faculdade de Ciências Humanas de Pedro Leopoldo, Pedro Leopoldo, 2002.

LIBÂNEO, J. C. *Didática*. São Paulo: Cortez, 1994.

_____. *Pedagogia e pedagogos, para quê?* 10. ed. São Paulo: Cortez, 2008.

LIMA, C. G. Influência da ginástica laboral sobre a queixa de dor corporal. SIMPÓSIO INTERNACIONAL DE CIÊNCIAS DO ESPORTE, 28., 2005, São Paulo. *Anais...* São Paulo: CELAFISCS 2005.

LIMA, V. A. *Ginástica Laboral*: atividade física no ambiente de trabalho. 3. ed., São Paulo: Phorte, 2007.

LIMA, V. A. et al. Relato de dores no corpo em trabalhadores do setor administrativo e fabril. CONGRESSO PAULISTA DE EDUCAÇÃO FÍSICA, 8., 2004, Jundiaí. *Anais...* Jundiaí: Fontoura, 2004.

LONGEN, W. C. *Ginástica laboral na prevenção de LER/DORT*: um estudo reflexivo em uma linha de produção. 2003. Dissertação (Mestrado em Engenharia de Produção) – Universidade Federal de Santa Catarina, Florianópolis, 2003.

LOPEZ R. F. A. *Desarrollo tecnológico, dolencias y ejercicios* físicos. *EF Deportes*, Buenos Aires, ano 8, n. 50, jul. 2002.

LUCKESI, C. C. *Avaliação da aprendizagem escolar*: estudos e preposições. 11. ed. São Paulo: Cortez, 2001.

MACIEL, M. G. *Ginástica laboral*: instrumento de produtividade e saúde nas empresas. Rio de Janeiro: Shape, 2008.

_____. *Ginástica laboral e ergonomia*: intervenção profissional. Jundiaí: Fontoura, 2010.

146 Excelência técnica dos programas de ginástica laboral

Maciel, M. G. *Lazer corporativo*: Estratégia para o desenvolvimento dos recursos humanos. São Paulo: Phorte, 2009.

Maior, A. S.; Alves, A. A contribuição dos fatores neurais em fases iniciais do treinamento de força muscular: uma revisão bibliográfica. *Motriz*, v. 9, n. 3, p. 161-8, 2003.

Marques Jr., N. K. Adaptações fisiológicas do treino de força em atletas de desportos de potência. *Rev. Mineira Edu. Fís.*, v. 13, n. 2, p. 43-60, 2005.

Martins, C. O. *Ginástica Laboral no escritório*. Jundiaí: Fontoura, 2001.

_____. *Programa de promoção da saúde do trabalhador*. Jundiaí: Fontoura, 2008.

_____. *Repercussão de um programa de ginástica laboral na qualidade de vida de trabalhadores de escritório*. 2005. Tese (Doutorado em Engenharia de Produção) – Universidade Federal de Santa Catarina, Florianópolis, 2005.

Martins, G.; Barreto, S. Vivências de ginástica laboral e melhoria da qualidade de vida do trabalhador: resultados apresentados por funcionários administrativos do Instituto de Física da Universidade de São Paulo. *Motriz*, Rio Claro, n. 13, v. 3, p. 214-24, 2007.

Masetto, M. *Competência pedagógica do professor universitário*. São Paulo: Summus, 2003.

Matsudo, S. et. al. Questionário internacional de Atividade Física (IPAQ): estudo de validade e reprodutibilidade no Brasil. *Rev. Bras. Ativ. Fís. Saúde*, n. 6, v. 2, p. 5-18, 2001.

McArdle, W. D.; Katch, F. I.; Katch, V. L. *Fisiologia do exercício*: energia, nutrição e desempenho humano. 4. ed. Rio de Janeiro: Guanabara Koogan, 1998.

_____. *Fisiologia do exercício*: energia, nutrição e desempenho humano. 7. ed. Rio de Janeiro: Guanabara Koogan, 2011.

McEachan R. R. C. et al. Evidence, Theory and Context: Using intervention mapping to develop a worksite physical activity intervention. *BMC Public Health*, v. 8, p. 326, 2008.

Medeiros, R. J. D.; Sousa, M. S. C. Adaptações neuromusculares ao exercício físico: síntese de uma abrangente temática. *Conexões*, v. 7, n. 1, p. 98-120, 2009.

Mendes, R.; Leite, N. *Ginástica laboral*: princípios e aplicações práticas. Barueri: Manole, 2004.

Menegolla, M.; Sant'anna, I. M. *Por que planejar? Como planejar?* 10. ed. Petrópolis: Vozes, 2001.

Mongini, F. et al. Effectiveness of an educational and physical programme in reducing headache, neck and shoulder pain: a workplace controlled trial. *Cephalalgia*, n. 28, v. 5, p. 541-52, 2008.

Moreti, J. F.; Ravagnani, V. L. Jogos cooperativos. *Revista Presença Pedagógica*, v. 9, n. 49, p. 72-5, jan./fev. 2003.

Moretto, V. P. *Planejamento*: planejando a educação para o desenvolvimento de competências. Petrópolis: Vozes, 2008.

Referências 147

Nascimento, J. V. *Formação profissional em educação física*: contextos de desenvolvimento curricular. Montes Claros: Unimontes, 2002.

Omer, S. R. et al. Musculoskeletal system disorders in computer users: effectiveness of training and exercise programs. *J. Back Musculoskelet. Rehabil.*, p. 9-13, 2003-2004.

O'Donnel, M. P. Legislation to Stimulate Investment in Comprehensive Workplace Health Promotion Programs (Editor's Note). *Am. J. Health Prom.*, n. 21, v. 6, 2007.

_____. Evolving definition of health promotion: what do you think? *AJHP*, v. 23, p. IV, 2008.

Osternig, L. R. et al. Differential response to proprioceptive neuromuscular facilitation (PNF) stretch techique. *Med. Sci. Sports Exerc.*, v. 22, p. 106-11, 1990.

OMS. Carta de Ottawa para la promoción de la salud. Organización Panamericana de la Salud. *Promoción de la salud*: uma antologia. Washington: OPAS, 1996. p. 367-72.

_____. *Conjunto de Acciones para Reducción Multifactorial de Enfermedades No Transmisibles (CARMEN)*. Disponível em: <http://www.who.int/hpr/global-forum/regional.networks.shtml#CARMEN>. Acesso em: 1 jan. 2009.

Palma, A. Atividade física, processo de saúde-doença e condições socioeconômicas: uma revisão de literatura. *Rev. Paul. Educ. Fís.*, n. 14, p. 97-106, 2000.

Pate, R. R. Physical activity and public health: a recommendation from the Centers for Disease Control and Prevention and the American College of Sports Medicine. *J. Am. Med. Assoc.*, v. 273, p. 402-7, 1995.

Pedersen, M. T. et al. The effect of worksite physical activity intervention on physical capacity, health, and productivity: a 1-year randomized controlled trial. *J. Occup. Environ. Med.*, n. 51, v. 7, p. 759-70, 2009.

Pereira, C. C. D. A. *Efeitos de um programa de ginástica laboral sobre as principais sintomatologias das lesões por esforço repetitivo/distúrbios osteomusculares relacionados ao trabalho (LER/DORT)*: dor e fadiga. 2009. 127 f. Dissertação (Mestrado em Ciências da Saúde) – Universidade de Brasília, Brasília, 2009.

_____. *Comparação da associação de diferentes programas de atividade física aplicados no local de trabalho sobre o nível de atividade física e qualidade de vida de trabalhadores do setor administrativo de comunidade universitária*. 212 f. Tese (Doutorado em Educação Física) – Faculdade de Educação Física. Universidade Estadual de Campinas, Campinas, 2013.

Pereira, C. C. D. A.; Lima, V.; Ceschini, F. Comparação do autorrelato de dores corporais entre trabalhadores do setor administrativo e fabril. In: Simpósio Internacional de Ciências do Esporte, 28., 2005, São Paulo. *Anais...* São Paulo: CELAFISCS, 2005.

Pereira, C. C. D. A.; López, R. F. A.; Vilarta, R. Effects of physical activity programmes in the workplace (PAPW) on the perception and intensity of musculoskeletal pain experienced by garment workers. *Work*, v. 44, p. 415-21, 2013.

148 Excelência técnica dos programas de ginástica laboral

PEREIRA, C. C. D. A.; LOPEZ, R. F. A.; RODRIGUES, A. L. A. Reflexões sobre a relatividade da teoria e da prática na classificação da ginástica laboral. In: CONGRESSO PAULISTA DE EDUCAÇÃO FÍSICA, 16., 2008, Jundiaí. *Anais...* Jundiaí: Fontoura, 2008.

PERRENOUD, P. *Novas competências para ensinar*. Porto Alegre: Artmed, 2000.

PERRET, C. et al. Validity, reliability, and responsiveness of the fingertip-to-floor test. *Arch. Phys. Med. Rehabil.*, v. 82, n. 11, p. 1566-70, 2001.

PELLEGRINOTTI, I. L. A atividade física e esporte: A importância no contexto saúde do ser humano. *Rev. Bras. Ativ. Fís. Saúde*, n. 3, v. 1, p. 22-8, 1998.

PLATONOV, V. N. *Tratado geral do treinamento desportivo*. São Paulo: Phorte, 2008.

PLOWMAN, S. A.; SMITH, D. L. *Fisiologia do exercício para saúde, aptidão e desempenho*. 2. ed. Rio de Janeiro: Guanabara Koogan, 2009.

POLITO, E.; BERGAMASHI, E. C. *Ginástica laboral*: teoria e prática. Rio de Janeiro: Sprint, 2002.

PROCHASKA, J.; DICLEMENTE, C. C. Stages and processes of self-change of smoking: toward an integrative model of change. *J. Consult. Clin. Psychol.*, v. 51, p. 390-5, 1983.

PROCHASKA, J.; MARCUS, B. The transtheoretical model: application to exercise. In: DISHIMAN, R. (Ed.). *Advances in exercise adherence*. Champaign: Human Kinetics, 1994. p. 1661-80.

PROPER, K. I. et al. The effectiveness of worksite physical activity programs on physical activity, physical fitness, and health. *Clin. J. Sport Med.*, n. 13, v. 2, p. 106-17, 2003.

QUEIROZ, C. A. *A avaliação de um programa de ginástica laboral como estratégia para promoção de saúde de trabalhadores em uma indústria de confecções de Passos-MG*. Dissertação (Mestrado em Promoção de Saúde) – Universidade de Franca, Franca, 2009.

RAMAZZINI, B. *As doenças dos trabalhadores*. São Paulo: Fundacentro, 1992.

RANNEY, D. *Distúrbios osteomusculares crônicos relacionados ao trabalho*. Tradução de Sílvia M. Espada. Ilustrações de Alan Ranney. São Paulo: Roca, 2000.

REIS, P. F.; MORO, A. R. P.; CONTIJO, L. A. A importância da manutenção de bons níveis de flexibilidade nos trabalhadores que executam suas atividades laborais sentados. *Rev. Prod. On-line*, v. 3, n. 3, p. 1-15, 2003.

RODRIGUES, A. L. A. *Impacto de um programa de exercícios no local de trabalho sobre o nível de atividade física e o estágio de prontidão para a mudança de comportamento*. Dissertação (Mestrado em Fisiopatologia Experimental) – Faculdade de Medicina, Universidade de São Paulo, São Paulo, 2009.

RODRIGUES, A. L. A. et al. *Posicionamento do Conselho Regional de Educação Física de São Paulo em relação a Ginástica Laboral*. São Paulo: Grupo de Estudos técnicos em Ginástica Laboral do CREF4/SP, 2008. Disponível em: <www.crefsp.org.br/noticias>. Acesso em: 30 dez. 2011.

Referências 149

Sady, S. P.; Wortman, M.; Blanke, D. Flexibility training: ballistics, static or proprioceptive neuromuscular facilitation? *Arch. Phys. Med. Rehabil.*, n. 63, p. 261-3, 1982.

Santos, C. "Serviço Pesado": Uma Análise das Condições de Saúde do Trabalhador Canavieiro Alagoano. GT 2: Classes sociais, desigualdade e subjetividade: precarização, invisibilidade e prevalência do trabalho atípico na contemporaneidade. CISO – Encontro de Ciências Sociais do Norte e Nordeste, 14., 2009, Recife. *Anais...* Recife: Fundação Joaquim Nabuco, 2009.

Santos, E. A. *Dinamômetro biomédico para avaliação funcional das mãos.* 2009. Dissertação (Mestrado em Engenharia Elétrica) – Universidade Estadual Paulista Julio de Mesquita, Ilha Solteira, 2009.

Santos, J. F. S. Influência psicológica da ginástica laboral em trabalhadores da indústria. In: Simpósio Internacional de Ciências do Esporte, 23. *Anais...* São Paulo: CELAFISCS, out., 2000.

Schlüssel, M. M. *Dinamometria manual de adultos residentes em Niterói, Rio de Janeiro*: estudo de base populacional. 2006. Dissertação (Mestrado em Nutrição) – Universidade Federal do Rio de Janeiro, Rio de Janeiro, 2006.

Schneider, M. S. P. S. *O planejamento de aula em dois contextos*: do institucional ao colaborativo. 2003. Dissertação (Mestrado em Linguística Aplicada e Estudos da Linguagem) – Pontifícia Universidade Católica de São Paulo, São Paulo, 2003.

Silva, M. H. G. F. D. *O professor como sujeito do fazer docente*: a prática pedagógica nas 5ªs séries. 1992. Tese (Doutorado em Educação) – Faculdade de Educação, Universidade de São Paulo, São Paulo, 1992.

Silva, T. T. R. Qualidade de vida e promoção da saúde: uma visão estratégica para empresas. In: Vilarta, R. (Org.). *Qualidade de vida e políticas públicas*: saúde, lazer e atividade física. Campinas: IPES Editorial, 2004. p. 133-56.

_____. *Estratégias organizacionais para a promoção de saúde e qualidade de vida: avaliando a qualidade de vida no trabalho.* 2008.Dissertação (Mestrado em Educação Física) – Universidade Estadual de Campinas, Campinas, 2008.

Silveira, R. T. O profissional da recreação. *Recreação Magazine*, ISSN 2179-572x. Disponível em: <www.recreacaomagazine.com.br>. Acesso em: 10 jan. 2012.

Shephard, R. J. Worksite fitness and exercise programs: a review of methodology and health impact. *Amn. J. Health Promot.;* v. 10, n. 6, p. 436-52, 1996.

Sjögren, T. et al. Effects of a workplace physical exercise intervention on the intensity of headache and neck and shoulder symptoms and upper extremity muscular strength of office workers: a cluster randomized controlled cross-over trial. *Pain*; v. 116, n. 1, p. 119-28, 2005.

Skoglund, L. et al. Qigong training and effects on stress, neck-shoulder pain and life quality in a computerised office environment. *Complement Ther. Clin. Pract.*, v. 17, p. 54-7, 2011.

150 Excelência técnica dos programas de ginástica laboral

Soares, C. L. *Educação Física*: raízes européias e Brasil. Campinas: Autores Associados, 1994.

Soares, S. T. M. Trabalho preventivo para lesões de ombro e cintura escapular em atletas amadores de judô. *Rev. Bras. Ciênc. Mov.*, v. 11, n. 1, p. 29-34, 2003.

Talsania, J. S.; Kozin, S. H. Normal digital contribution to grip strength assessed by a computerized digital dynamometer. *J. Hand. Surg.*, v. 23, p. 162-6, 1998.

Thibodeau, G. A.; Patton, K. T. *Estrutura e funções do corpo humano*. São Paulo: Manole, 2002.

Tristchler, K. *Medida e Avaliação em Educação Física e Esportes de Barrow & McGee*. 5. ed. Barueri: Manole, 2003.

Tubino, M. J. G. *Metodologia científica do treinamento desportivo*. 3. ed. São Paulo: Ibrasa, 1984.

Tudor-Locke, C.; Bassett, D. How many steps/day are enough? Preliminary pedometer indices for public health. *Sports Med.*, v. 34, n. 1, p. 1-8, 2004.

Tudor-Locke, C.; Chan, C. B. An exploratory analysis of adherence patterns and program completion of a pedometer-based physical activity intervention. *J. Phys. Activ. Health*, v. 3, n. 3, p. 210-20, 2006.

Tudor-Locke, C. et al. How many days of pedometer monitoring predict weekly physical activity in adults? *Prev. Med.*, v. 40, n. 3, p. 293-8, 2005.

Uchida, M. C. et al. *Manual de musculação*: uma abordagem teórico-prática ao treinamento de força. São Paulo: Phorte, 2006.

Vale, R. G. S.; Novaes, J. S.; Dantas, E. H. M. Efeitos do treinamento de força e de flexibilidade sobre a autonomia de mulheres senescentes. *Rev. Bras. Ciênc. Mov.*, v. 13, n. 2, p. 33-40, 2005.

Vasconcelos, M. L. M. C.; Brito, H. P. *Conceito de educação em Paulo Freire*: glossário. 3. ed. Petrópolis: Vozes, 2009.

Weineck, J. *Treinamento ideal*. 9. ed. São Paulo: Manole, 1999.

Wells, K. F.; Dillon, E. K. The sit and reach: a test of back and leg flexibity. *Res. Quart.*, n. 23, p. 115-18, 1952.

WHO. *Global strategy on diet, physical activity and health*: fifty-seventh World Health Assembly. 2004. Disponível em: <app.who.int/gb/ebwha/pdf_files/WHA57/A57_R17-en.pdf>. Acesso em: 19 jan. 2011.

_____. (Org.). *WHOQOL-bref*: Introduction, Administration, Scoring and generic version of the assessment. Geneva, 1996.

Zachazewski, J. Flexibility for sports. In: Sanders, B. (Ed.). *Sports physical therapy*. Norwalk: Applenton & Lange, p. 201-38, 1990.

Zilli, C. M. *Manual de cinesioterapia/ginástica laboral*: uma tarefa interdisciplinar com ação multiprofissional. São Paulo: Lovise, 2002.

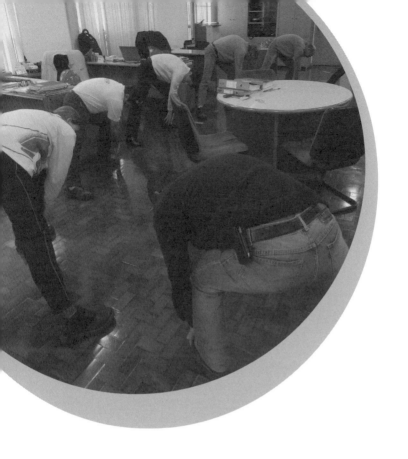

Anexo – Projeto de prestação de serviços em ginástica laboral

Anexo 153

PROJETO DE PRESTAÇÃO DE SERVIÇOS

PROGRAMA DE GINÁSTICA LABORAL

LOGO DA EMPRESA

CIDADE, DATA

SUMÁRIO

Identificação da empresa

Proposta de prestação de serviços

a) Objeto

b) Especificações técnicas

c) Etapas do trabalho

d) Metodologia

e) Prazo e cronograma dos trabalhos

f) Preço e forma de pagamento

g) Validade da proposta

h) Profissional responsável

Razão social:

Nome fantasia:

CNPJ:

Inscrição estadual:

Sede:

Fone/Fax:

E-mail:

Profissional responsável:

Profissionais comprometidos com o projeto objeto desta proposta:

Proposta de prestação de serviços:

a) Objeto

O objeto desta proposta é a prestação de serviços especializados de ginástica laboral por meio de atendimentos diários, para avaliação, orientação e acompanhamento dos trabalhadores na prática de ginástica laboral. Esta será constituída de exercícios de alongamento, fortalecimento muscular, relaxamento e atividades lúdicas como forma de melhora ou manutenção da saúde do trabalhador, bem como integração da equipe de trabalho, que serão realizados no início, no decorrer ou no fim da jornada de trabalho, os quais são aplicados com o objetivo de promover saúde, educar para a saúde, prevenir

156 Excelência técnica dos programas de GL

doenças e contribuir para o alcance dos objetivos específicos, como redução do sedentarismo, melhora da motivação e minimização do estresse.

b) Especificações técnicas

A prestação de serviços será feita por profissionais de Educação Física, com foco na promoção da saúde para trabalhadores classificados como saudáveis e, no caso de trabalhadores já acometidos por patologias, será indicado outro programa com abordagem de controle dos sintomas, aplicado por profissionais de Fisioterapia.

Caso nossa empresa contrate estagiários de Educação Física, apresentaremos oportunamente, para aprovação prévia da empresa, os correspondentes históricos escolares e comprovantes de matrículas nos cursos de graduação, no mínimo no quinto semestre, e assumiremos integralmente a supervisão do estágio, nas condições exigidas pelos respectivos conselhos de classe segundo as leis que os regulamentam.

Comprometemo-nos a informar, antecipadamente, sobre a troca ou o acréscimo de profissionais ou estagiários, apresentando sua documentação e submetendo-a à aprovação da empresa.

O trabalho será desenvolvido em equipe, mediante visitas conforme a necessidade da empresa.

Em todas as etapas previstas, todos os trabalhadores que estejam em atividade profissional no local serão alvo das ações da ginástica laboral.

Em até cinco dias úteis, a partir da assinatura do contrato e/ou da comunicação da empresa, apresentaremos o cronograma de visitas técnicas para aprovação desta. A qualquer momento a empresa poderá acompanhar os trabalhos que serão executados pela nossa empresa, inclusive observando a condução das atividades desenvolvidas, não necessitando de comunicação prévia.

c) Etapas do trabalho

O trabalho de ginástica laboral a ser desenvolvido poderá compreender as seguintes etapas, e a proposta poderá ser moldada de acordo com as necessidades da empresa.

Etapa 1: análise do ambiente de trabalho, para a identificação do perfil do cliente, aspectos gerais das células de trabalho, células existentes para a elaboração correta do planejamento e designação do número de profissionais para atendê-las. Fator decidido com o gestor do programa de ginástica laboral.

Etapa 2: avaliação dos trabalhadores da empresa, em seus respectivos ambientes de trabalho, presentes nas dependências relacionadas da empresa, composta por:

- Análise do laudo ergonômico/Análise Ergonômica do Trabalho e/ou Avaliação Cinesiológica – Avaliação do movimento humano durante a execução de seu trabalho, que proporcionará dados acerca da sobrecarga ou desgaste músculo-tendinoso-neurológico-articular, relacionado com as condições de trabalho.

- Aplicação de questionário (anamnese laboral) que contenha quesitos importantes para a elaboração do planejamento didático-pedagógico, como dados sobre a saúde, como a capacidade funcional para a execução das atividades de vida prática e de vida diária.
- Avaliação da flexibilidade e força.

Esta etapa terá a duração mínima de uma semana e máxima de trinta dias, contados a partir da assinatura do contrato. Todos os questionários e testes serão submetidos à aprovação da empresa antes de sua aplicação.

Etapa 3: implantação, orientação e acompanhamento da ginástica laboral, envolvendo visitas às dependências, com a periodicidade definida das Especificações Técnicas – Anexo I do projeto referida no início deste documento, com o objetivo de:

- Orientar a execução em grupo e individual dos exercícios e adequar os exercícios/movimentos às condições pessoais e especiais.
- Detectar casos que apresentem queixas de dor ou limitações para a prática dos exercícios, para encaminhamento formal imediato ao setor de saúde da empresa.
- Sugerir e orientar informalmente, individualmente, a postura adequada no posto de trabalho e a melhor maneira para a execução de movimentos (sentar, levantar, abaixar, pegar objetos).

A cada visita, serão registradas, na planilha de acompanhamento, as observações referentes a todos os empregados atendidos.

Como forma de promover a interação entre os trabalhadores, durante o período de três meses serão desenvolvidas no mínimo duas atividades de jogos, por dependência, com todos os trabalhadores presentes, adotando-se metodologias que promovam a integração do grupo e disseminem a importância desse aspecto da qualidade de vida. Essas atividades serão submetidas à aprovação da empresa antes de sua aplicação.

Etapa 4: elaboração de relatório à empresa, mensalmente, com número de adesão e informações gerais, e, semestralmente, com os dados computados nos levantamentos feitos na Etapa 1, devendo constar todos os resultados colhidos na aplicação dos questionários, as avaliações individuais dos trabalhadores e o resultado comparativo das estatísticas de adesão gerais por células de trabalho. Deverão conter ainda informações quanto à receptividade, pelas dependências, em relação ao trabalho desenvolvido. O relatório também deverá relacionar, por célula:

- Casos sintomáticos detectados na Etapa 2, detalhando as orientações de exercícios, movimentos ou outras técnicas que tenham sido prescritas.
- Trabalhadores com dificuldade de aceitação ao programa de ginástica laboral.
- Trabalhadores que tenham apresentado ou relatado outros sintomas que ofereçam suspeita de outros problemas

160 Excelência técnica dos programas de GL

de saúde, porventura detectados no desenvolvimento das ações.

Etapa 5: a partir do início do contrato e até seu término, as visitas dos coordenadores serão feitas com a periodicidade mensal, com os seguintes objetivos:

- Balizamento técnico e atitudinal dos profissionais de ginástica laboral.

- Observação dos trabalhadores na execução das tarefas, para sugestão de correção de movimentos ou posturas inadequadas durante a execução do trabalho.

- Registro dos dados observados ou das orientações dadas na Planilha de Acompanhamento, contemplando todos os trabalhadores presentes, em cada visita feita.

Etapa 6: a cada 60 dias, reuniões semestrais entre os responsáveis técnicos de nossa empresa e os profissionais de saúde da empresa cliente, com a presença do gestor do contrato para apresentação das planilhas de acompanhamento preenchidas, discussão do trabalho desenvolvido, dos resultados obtidos e sugestão de ações complementares.

Etapa 7: reavaliação dos trabalhadores da empresa, em seus respectivos ambientes de trabalho, a partir de seis meses do contrato, contemplando todos os itens mencionados na Etapa 1, simultaneamente à realização da Ginástica Laboral.

Etapa 8: até um ano do contrato, elaboração de relatório contendo os novos dados colhidos, informando os resultados de forma geral e por dependência, comparando os dados colhidos nesta etapa com os obtidos na primeira, além de:

- Relacionar os trabalhadores que não tenham se adaptado ao Programa de Ginástica Laboral.
- Relacionar os trabalhadores que tenham apresentado ou relatado outros sintomas que ofereçam suspeita de outros problemas de saúde, porventura detectados no desenvolvimento das ações.
- Registrar a evolução dos casos detectados na Etapa 2 (Fisioterapia) como casos sintomáticos ou novos casos detectados no decorrer do trabalho.

Etapa 9: apresentação dos instrumentos de avaliação e relatórios com dados computados por célula, apresentando os resultados do Programa no fim do prazo previsto nesta proposta.

Etapa 10: realização de, pelo menos, duas atividades de jogos e relaxamento, por mês, por célula, com todos os trabalhadores presentes, adotando-se metodologias que promovam a integração do grupo e disseminem a importância desse aspecto da qualidade de vida, como forma de promover a interação entre os trabalhadores. Essas atividades deverão ser submetidas à aprovação da empresa antes de sua aplicação.

162 Excelência técnica dos programas de GL

d) Metodologia

Além das especificações técnicas mencionadas no item *b* e das etapas descritas no item *c* desta proposta comercial, as principais metodologias que serão adotadas ao longo dos trabalhos aqui propostos são:

- Avaliações dos trabalhadores:
  - Anamnese laboral: será feita mediante aplicação, individual, de questionário, mencionado no início deste documento, que poderá ser modificado, a critério ou por sugestão da empresa, devendo ser aprovado antes de sua aplicação.
  - Avaliação cinesiológica: será feita mediante observação do funcionário em seu posto de trabalho, e da forma como ele executa suas atividades rotineiras.
- Apresentação e esclarecimentos do Programa de Ginástica Laboral: serão feitos por meio de reuniões e palestras a serem realizados com os diretores, o gestor do contrato e os líderes de setor.
- Campanha de divulgação e motivação: será conduzida por meio da elaboração de mensagens e artigos em veículos de circulação interna que puderem ser disponibilizados pela empresa.
- Evento social de lançamento: em parceria com o contratante organizaremos evento de lançamento do PGL para os trabalhadores.
- Implantação do Programa de Ginástica Laboral: a ginástica laboral é oferecida como parte de um programa de promoção da saúde do trabalhador, envolvendo atividades

como alongamento, fortalecimento muscular, relaxamento e jogos.

- No âmbito desta proposta comercial, nosso compromisso consiste na orientação para a execução, pelos trabalhadores, das seguintes atividades:
  - Ginástica laboral preparatória: executada no início da jornada de trabalho com o objetivo de "despertar" o funcionário para as atividades do dia a dia (Martins, 2005; Lima, 2007).
  - Ginástica laboral compensatória: executada durante a jornada de trabalho para compensar os efeitos negativos da fadiga localizada e geral (Martins, 2005; Lima, 2007).
  - Ginástica laboral de relaxamento: executada no fim da jornada de trabalho para oxigenar as estruturas musculares envolvidas na tarefa diária (Martins, 2005; Lima, 2007) e acalmar, relaxar antes de ir para a casa, com o objetivo de reduzir o estresse, aliviar as tensões, reduzir os índices de desavenças no trabalho e em casa, com consequente melhora da função social (Zilli, 2002).
  - Ginástica laboral mista (Pereira, Lopez e Rodrigues, 2008).

Esses itens poderão ser executados com uma pausa por turno, com duração de dez minutos, não prejudicando as atividades normais da empresa. A definição dos grupos de revezamento dos trabalhadores para as pausas será de responsabilidade dos coordenadores das respectivas dependências, bem como do gestor do contrato.

Para eventuais casos de trabalhadores mais comprometidos, que necessitem de atendimento especial, serão sugeri-

164 Excelência técnica dos programas de GL

dos outros programas que envolvam tratamentos mais específicos, executados por outros profissionais da área de Saúde e conforme o caso.

- Atividades de lançamento do programa e manutenção da motivação: as duas atividades previstas a cada ano, no âmbito deste projeto, deverão ser submetidas à prévia aprovação da empresa e consistem em:
  - evento social de lançamento, a ser realizado antes da implantação do Programa de Ginástica Laboral;
  - evento social de encerramento, que terá lugar no fim do período de um ano, previsto nesta proposta.

- Requisitos básicos: para que possamos cumprir os compromissos e os prazos estabelecidos no projeto, é imprescindível que a empresa nos auxilie nos seguintes itens, caso sejamos contratados:
  - Fornecer, em meio magnético, nome e cargo de todos os funcionários que participarão do Programa.
  - Depois de ajustado e aprovado o questionário a ser aplicado na avaliação, distribuí-lo a todos os funcionários que participarão do Programa, solicitando o empenho para que sejam respondidos até as datas previstas de visitas de avaliação às respectivas dependências, quando então deverão ser entregues a nossos profissionais. Idealmente, o questionário poderia ser enviado e respondido via intranet ou internet da empresa; neste caso, os resultados, já em meio magnético, seriam fornecidos para nossa equipe antes das respectivas visitas de avaliação.

Anexo 165

- Orientar, na época devida, os gerentes ou os responsáveis pelas células, para que recebam prontamente nossa equipe, nas datas e horas previstas no cronograma de visitas, deixado o local adequado para a execução do trabalho, convocando todos os trabalhadores para, individualmente nas avaliações, ou em dois grupos alternados na implantação e na manutenção da ginástica laboral, participarem e colaborarem com o Programa.

- Colaborar na execução das duas atividades de motivação previstas, providenciando local adequado e, eventualmente, o fornecimento de materiais para sua realização, para eventos que serão sugeridos, como coquetel ou outro do gênero, desde que aprovados pela empresa.

e) Prazo e cronograma dos trabalhos

O prazo total para a realização dos serviços descritos nesta proposta é de no mínimo 1 ano, contados a partir da data de assinatura do contrato, e o cronograma de execução será o apresentado a seguir:

- Etapa 1 e 2: trinta dias, contados a partir do início dos trabalhos (a partir da assinatura do contrato).
- Etapa 3 – após o término da Etapa 1.
- Etapa 4 – sessenta dias, após a conclusão da Etapa 2.
- Etapa 5 – após o fim da Etapa 1.
- Etapa 6 – uma reunião a cada seis meses, a partir do fim da Etapa 1.
- Etapa 7 – seis meses após o encerramento da Etapa 1.

166 Excelência técnica dos programas de GL

- Etapa 8 – um ano, após a conclusão da Etapa 1.
- Etapa 9 – trinta dias após a Etapa 1 do contrato.
- Etapa 10 – realização de dois eventos: um por volta do 30º dia e outro próximo do fim do 1º ano do contrato.

f) Preço e forma de pagamento

O preço total e global para a execução dos serviços descritos nesta proposta, incluídos todas as despesas e encargos, como materiais, deslocamentos de profissionais às dependências da empresa, impostos, taxas, fretes, seguros, encargos sociais, mão de obra etc., é de XXXX por hora, representando o somatório dos seguintes preços mensais unitários por subgrupo, multiplicados por 12, que é o número de meses de duração do projeto.

A forma de pagamento deverá ser em 12 parcelas mensais, pagas a cada 30 dias corridos a partir da assinatura do contrato, até o 5º dia útil subsequente ao mês considerado da prestação de serviços.

g) Validade da proposta

O prazo de validade da presente proposta é de sessenta dias corridos, contados a partir de XXXX.

h) Profissional responsável pelo projeto, à disposição da empresa

A profissional responsável pelo projeto constante desta proposta é a senhora XXXX, já identificada e qualificada no início deste documento.

Caso haja troca de profissionais durante a vigência da contratação objeto desta proposta, o fato será comunicado de imediato à empresa e os novos profissionais terão as mesmas características exigidas pela proposta comercial em referência.

Sobre o Livro
Formato: 14 x 21 cm
Mancha: 10,15 x 17 cm
Papel: Offset 90 g
nº páginas: 168
Tiragem: 2.000 exemplares
1ª edição: 2013

 Este livro segue o novo Acordo Ortográfico da Língua Portuguesa

Equipe de Realização
Assistência editorial
Liris Tribuzzi

Assessoria editorial
Maria Apparecida F. M. Bussolotti

Edição de texto
Dyda Bessana (Preparação do original e copidesque)
Ana Paula Ribeiro e Fernanda Fonseca (Revisão)

Editoração eletrônica
Fabiana Lumi (Projeto gráfico e diagramação)
Douglas Docelino (Capa e ilustrações)

Fotografia
Peterson Paes e Andressa Moura (Fotos de miolo)
Leonardo Marins (Tratamento das fotos)

Impressão
Intergraf Ind. gráfica Eireli.